まちがえる脳

櫻井芳雄

Yoshio Sakurai

岩波新書
1972

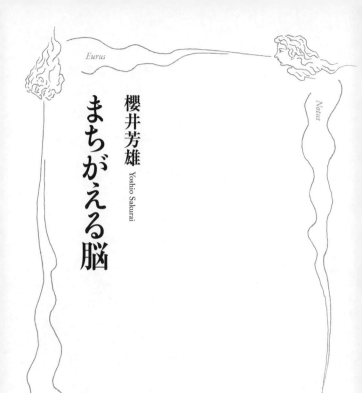

はじめに

「脳と同じように働くコンピュータをつくりたい」「脳の優れた情報処理を模したコンピュータを開発したい」――このような言葉をどこかで聞いたことがあるかもしれない。しかし、脳はそんなに優れているのだろうか？　まず、脳はよく忘れるが、コンピュータは忘れない。また、脳は精神疾患や認知症などで故障するときもあるが、コンピュータの集積回路はあまり故障しない。そして何よりも、正常に働いていても脳はよくまちがえるが、正常に働いているコンピュータはまちがえない。まちがえることがあれば、それは人がつくったプログラムのまちがいである。脳はどんなに頑張ってもまちがえてしまう。では、それはなぜだろうか？

本書は、まずこの脳はまちがえるという事実に焦点を当て、人がいかにまちがえやすいかを示す多くの事例を紹介する。そして、まちがいは決して脳の誤動作ではなく、そもそも不可避であること、なぜなら脳内の信号伝達が、本来不確かで確率的であることを、これまでの研究成果をふまえてわかりやすく解説する。また、脳にはまちがいを減らすためのメカニズムが備わっていることも、多くの研究成果から解説する。さらに、脳はまちがえながら働くようになっているからこそ、新たなアイデアを創造し、さまざまな高次機能を実現し、損傷しても回復できることを、やはりさまざまな研究成果に基づき説明する。そこから脳の本当の姿、つまり神経回路の活動の実態が見えてくるはずである。

脳が単なる精密機械ではないことを示す最新の知見のいくつかも紹介し、脳の活動から生じる心が、その脳自身の活動を変える力をもっていること、またＡＩ（人工知能）と脳は、本質的に異なることも詳しく解説する。脳にまつわる迷信についても、いくつかの代表例を紹介し、それらが迷信である理由を解説するとともに、迷信を生み出す研究者の責任について考察する。最後に、脳を機械のように理解しようとしてきた従来の脳科学への批判を交えながら、脳がいまだに未知で魅力にあふれた研究対象であることを述べよう。

目次

イラスト＝いずもり・よう

序章

人は必ずまちがえる

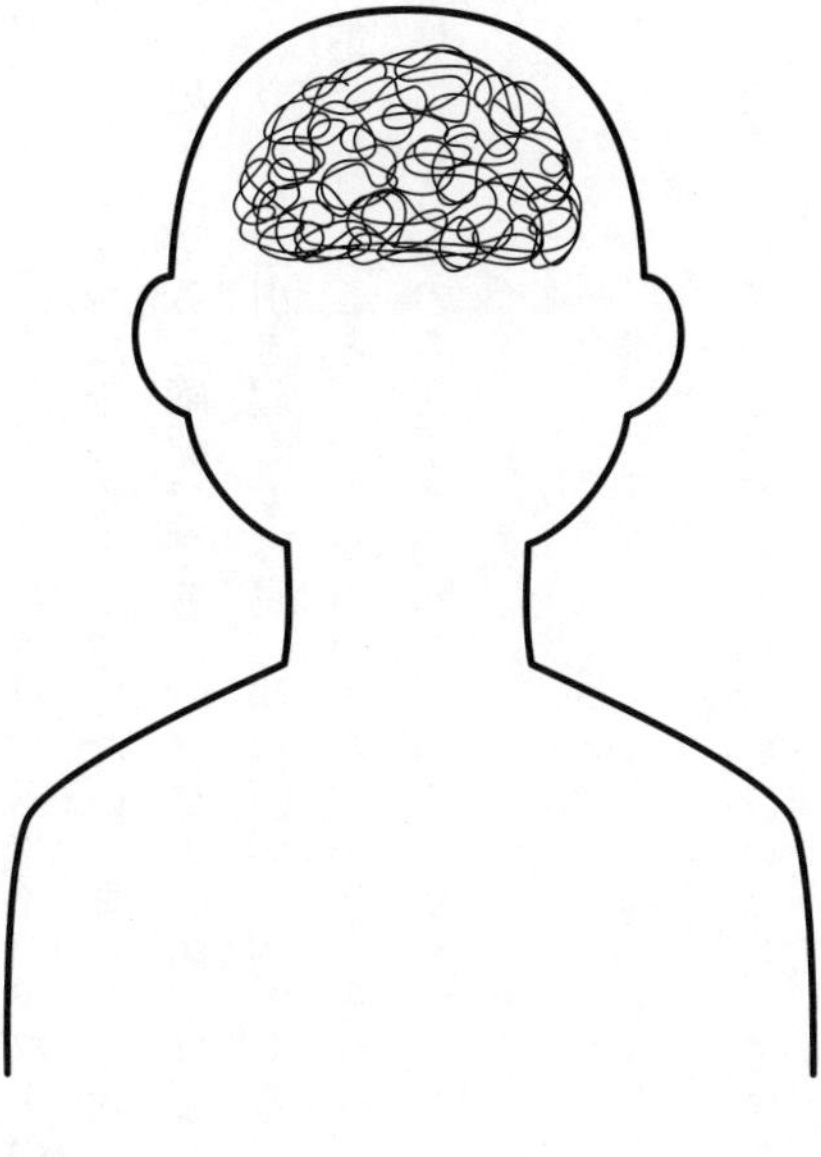

1 ヒューマンエラーの実態

図0-1を見ていただこう。aとbはクアラルンプールにあるペトロナスツインタワーの一方である。左側は以前の姿、右側は傾きがひどくなった今の姿……ではない。まったく同じ写真を、aとbとして並べただけである。定規をあてると確認できるが、タワーの傾きはまったく同じである。これは視覚的な錯覚、つまり錯視を引き起こす写真、錯視図形の例である。

なぜ、aとbは傾きが同じである、と正しく見ることができないのだろうか？　それは、わたしたちの脳が、これまでの経験から、見ているものを勝手に判断してつくり変えてしまうからである。

見ているものは脳がつくっている

わたしたちは、眼の奥にある網膜に映った像を見ているのだろうか。そういうわけではない。脳がつくったものを見ているのである。

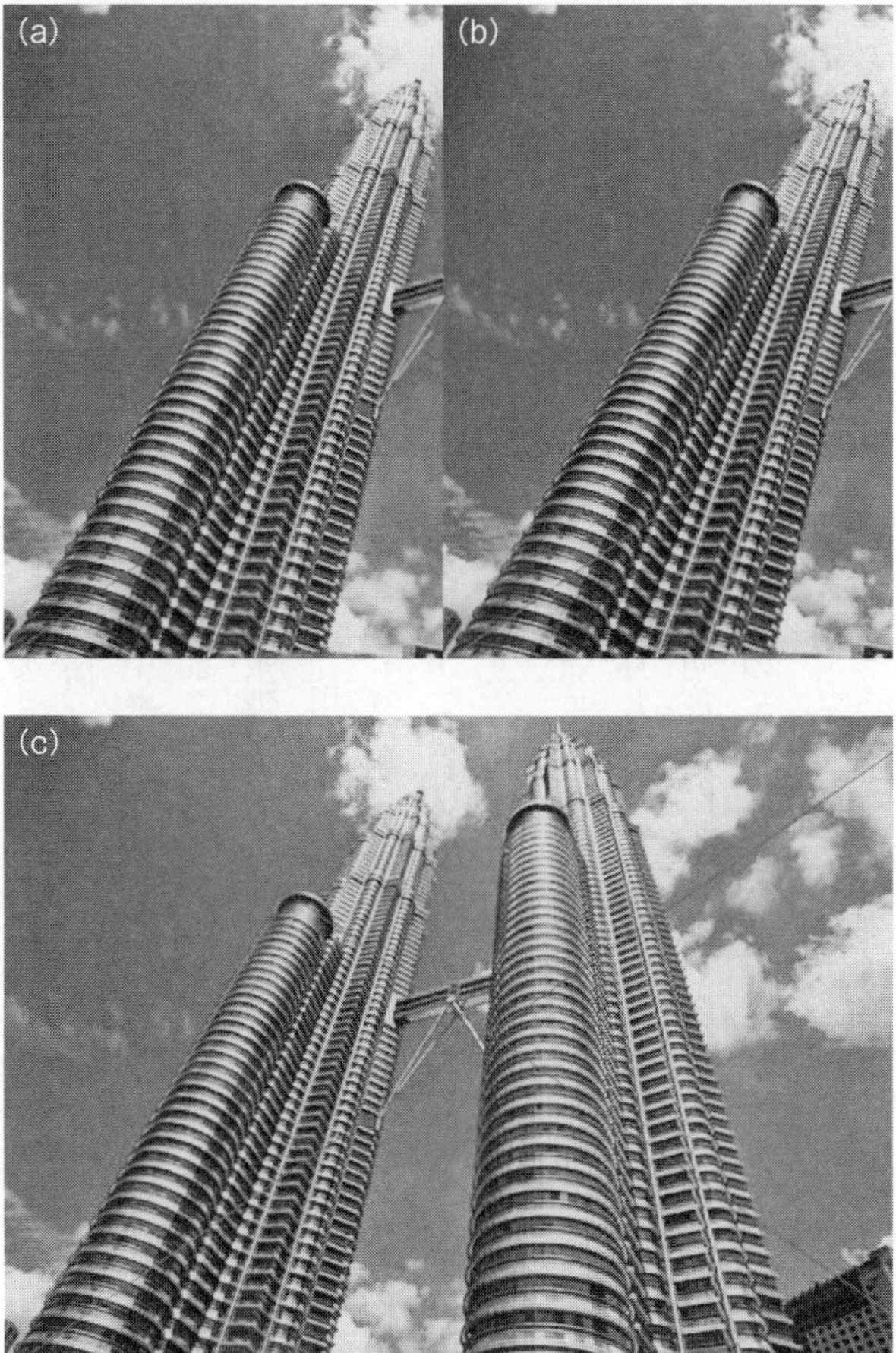

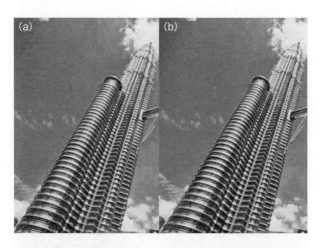

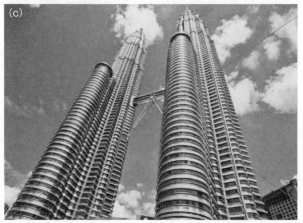

図 0-1　タワー錯視(Kingdom et al., 2007 より．©Thomas Haltner)

網膜は、外界を映すスクリーンではない。外界から入る光信号を、電気信号に変換して脳に送る装置、すなわち光→電気の変換装置(インタフェース)にすぎない。そして、脳に送られた電気信号は、途中、外側膝状体という中継所を介して、後頭部の一次視覚野に送られる。そこから脳の中を多方向に流れて処理されることで、見ている世界、つまり視覚がつくられる。視覚をつくるための信号の流れや情報処理の実態は、まだ十分にわかっていない。しかし、これまでの経験や学習に基づく記憶が作用することで、見ている世界をつくり変えてしまうことはわかっている。たとえば鉄道の2本のレールのように並行して並んでいるものは、遠くに行くほど互いの間が狭くなっていくように見えることを、わたしたちは経験で知っている。そのため、図0-1cを見ると、左と右のタワーがいずれも垂直に並んでいるとわかる。これは、遠くに行くほど(上に行くほど)二つのタワーの間が写真上では狭くなっているからである。一方、aとbは、どちらも左のタワーを写したまったく同じ写真であるが、高くなってもaとbの間が狭くならない。そのため、同じ角度で立っているのではなく、違う傾きで立っていると脳が判断し、そのように見せてしまうのである。

人はまちがえると聞くと、注意や集中力の低下が原因であると考えがちである。しかし、どんなに集中してもまちがえてしまうことがあることを、錯視図形ははっきりとわからせてくれる。これまで、傾きや形だけではなく、色や動きについても、どんなに頑張っても描かれたとおりには見えない図形や写真がたくさん報告されている。錯覚は、視覚だけではなく、聴覚、触覚、時間感覚などでも数多く報告されている。このことから、わたしたちが外の世界をいかに歪めてとらえてしまうのかが、よくわかるだろう。

記憶と計算は苦手の双璧

しかし、感覚のまちがいである錯覚は、記憶や経験に基づき脳が働いた結果であり、そのように感じてしまうものだとわかっていれば、まちがえないように対処することも、ある程度可能である（完全にはできない）。しかし、感覚からさらに進んだ認識、判断、記憶などにおけるまちがいは、ときどき、しかも不規則に生じるため、やっかいである。特に、第2章で詳しく述べるが、記憶はきわめて脆弱で不正確である。

心理学で必ず学ぶ実験に、エビングハウスの記憶実験がある。アルファベットの無意味な綴りをいったんしっかり覚えたとしても、1時間後には、だいたいその50パーセントが、完全に忘却されるわけではないが、かなり不確かになるという。この現象は、ほぼすべての人に共通であることから、記憶力自体にはあまり個人差がないことがわかる。もちろん、無意味な綴りを覚えることなどは滅多にない。わたしたちは、普段何らかの意味のある「刺激」を覚える。そのため、すでに覚えている記憶と関連づけることが可能であり、1時間で半分近くが不正確になるということはない。記憶力のよい人とは、この関連づけが得意な人である。

しかし、どんなに記憶力がよい人でも、覚えた内容が時間とともに変化していくことは避けられない。たとえば、かつてある映画に感動したことがある人は、いくつかの場面を目に焼きつけたように鮮明に覚えているかもしれない。もしそのような映画があり、それを10年以上観ていないとしたら、DVDを探して観てみるとよいだろう。鮮明に覚えていたはずの場面が、記憶とかなり違うことに驚くはずである。あるいは、ごく最近の記憶として、昨日の夕食に食べたものは覚えているかもしれない。しかし、2日前や3日前のメニューはすぐには思い出せないことが多く、どちらが2日前でどちらが3日前であったか答えるにも、しばらく考えて、何らかの手掛かりを探すはずである。

また、例外的な人もいるが、多くの人は計算も大の苦手である。コンピュータは記憶と計算という苦手の双璧を補うために開発された機械といってよい。計算といっても、必ずしも膨大な数字を複雑な数式で計算する場合だけでなく、簡単な計算も人はよくまちがえる。たとえば次の問題はどうだろうか。

みかん1個とメロン1個で合計510円になる。メロンはみかんより500円高い。みかんはいくらか?

$$x(\text{みかん}) + y(\text{メロン}) = 510$$
$$y - x = 500$$

計算自体は簡単であり、2〜3桁の足し算と引き算だけであるが、多くの人がまちがえてしまう(筆者もまちがえた)。もちろん、上の連立方程式を解けば正解が出せるが、この程度の問題を解くために連立方程式を立てるという時点で、人は計算が苦手であることがよくわかる(正解は5円)。

生死に関わるまちがい

そのように記憶や計算が苦手であっても、学校の試験で悪い点をとったり、買いもので金額をまちがえたりする程度であれば、ケースバイケースかもしれないが、あまり大きな問題にはならない。しかし、事故や災害につながるようなまちがいは、人命に関わることもあり、軽んじることはできない。

厚生労働省の統計「労働災害原因要素の分析」によると、労働災害のほぼ80パ

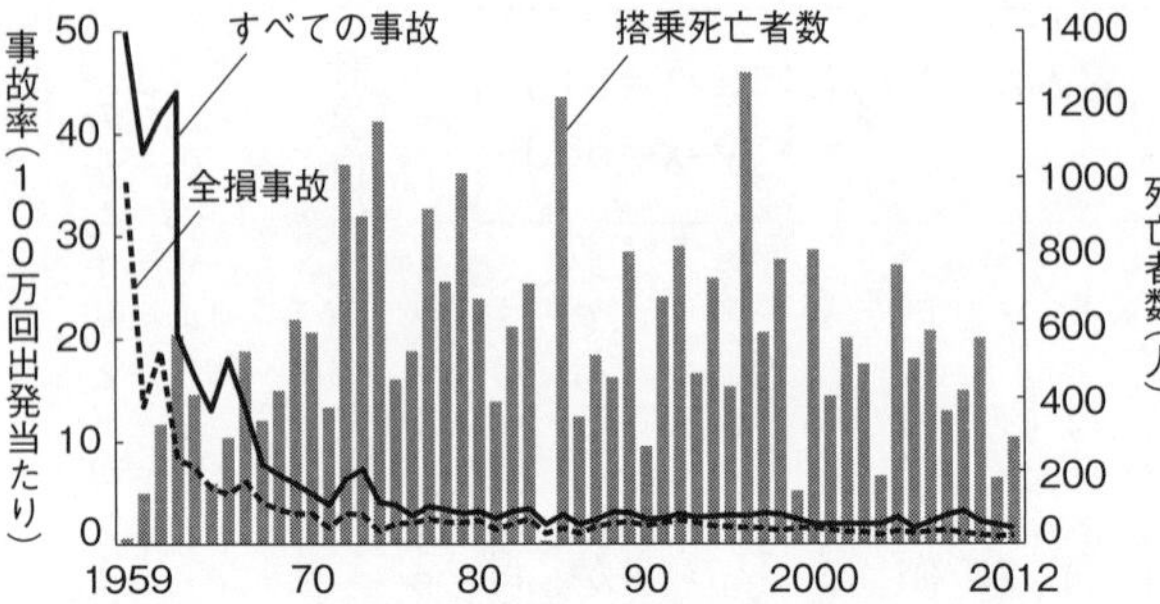

図0-2　商用航空機の事故の推移（『医療におけるヒューマンエラー 第2版』より）

ーセントが人為的なミス（ヒューマンエラー）により引き起こされているという。ヒューマンエラーには、先に述べた錯覚を含む感覚の歪みや、記憶や計算のまちがいの他、思い込み、不注意、コミュニケーション不足など、さまざまな要因が関わっていることがわかっている。それらが重なるとき、重大な事故が引き起こされてきた。

図0‐2は1959年から2012年までの、全世界での商用航空機（戦闘機など戦争用の航空機を除いたもの）の事故率をまとめたグラフである。100万回飛行当たりの死亡者数（棒グラフ）と事故率（折れ線グラフ）を表す。1960年代までは事故率が高い。死亡者が少ないのは、機体が小さく飛行回数も少なかったためである。それらは、金属疲労などによる機体のトラブルや、不正確な気象予測など、つまり未知の現象が原因であった。そのため、それらの問題が解決されたことで、事故率はその後、急速に減少した。

そして、減少後にも起きている事故のほとんどは、ヒューマンエラーによるものであり、それは現在に至るまでゼロにはなっていない。時には大惨事も引き起こしている。史上最悪、583名の犠牲者を出した1977年のテネリフェ空港衝突事故は、管制官—パイロット間のコミュニケーションのミス、つまり指示の仕方と受け取り方双方のミスが重なったため起こった。

また、単機体の航空機事故としては史上最多の犠牲者(520人)を出した、1985年の日本航空123便墜落事故は、補修工事の作業指示の不徹底と、指示をしっかり守らない不順守が重なった結果であった。ちなみに、この日航機墜落事故が起きたとき、筆者は広島大学に助手として勤めていたが、帰宅後、日航機が行方不明になったことを報じるテレビの緊迫したニュース速報をよく覚えている。その後、次第に墜落の可能性が報じられ、また乗客名簿に記載された氏名が公表されたが、その中に「ツカハラ ナカアキラ」という名前があり非常に驚いた。まさかとは思ったが、世界的な脳科学者であり筆者も大いに尊敬していた塚原仲晃教授(大阪大学)であることがその後確認され、大いに落胆し悲しかったことを鮮明に覚えている。

なお、最近の国内の航空機事故については、2015年から2019年にかけて、年により変動はあるが、年間の事故発生件数は20件程度、死亡者は10人程度、負傷者は16人程度で推移している。また、事故には至らなかったが、滑走路内への誤進入などのトラブルは、より高い頻度で起きている。航空機の事故は一度に多くの人命が失われることも多いため、多くの人が細心の注意を払い、何重にもチェックし運航しているはずであるが、それでもヒューマンエラーによる事故やトラブルは、一定の確率で常に生じている。

2 対策の限界

ヒューマンエラーに関する書籍は多数出版されており、エラーを防ぐ方法も数多く提案されている。具体的には、十分な休養はもちろんのこと、事前学習、疑似体験（シミュレーション）、チームワーク、多重チェックなど、さまざまである。しかし、それにもかかわらず、ヒューマンエラーは多くの場面で起きている。

たとえば、国内の鉄道は安全対策が非常に充実した交通機関であり、それらの対策がほぼすべて取り入れられている。しかし航空機と同様、小さな事故や誤操作は一定の確率で起きており、時として２００５年のＪＲ西日本福知山線の脱線事故のような重大事故も起きてしまう。これまでにわかっていることは、人に働きかけ、人の集中力や行動を変えようとする方法には限界があるということである。マニュアルの工夫の方がより効果的であり、最も効果的な方法は、工学的な対策、つまり装置や道具の工夫であるという。

病原体としての医師？

航空機や鉄道と同様に、生死に関わるまちがいが医療ミスである。２０１６年に医学専門誌に掲載された論文によると、アメリカでの医療ミスによる死者は年間約25万人おり、全死因の第3位であるという。しかし、さすがにこれは調査方法に問題があるとの批判もあり、年間の死者を5万〜10万人と見積もっている調査もあるが、いずれにせよ決して少なくない数である。アメリカの医療ミスに関する調査は歴史が古く、１９５０年代からすでに始まっていた。そして現在に至るまで、医療現場で起こる多くの問題や、医療ミスによる被害の実態が調査されてきた。そのような調査論文の中には、医療行為によって新たな疾患や感染症が起こるという事実を多数紹介し、「病原体としての医師」という挑発的なタイトルがつけられたものもあった。

これらの調査と同時に、医療ミスを引き起こす原因や、その改善策についても多くの研究が行われてきた。そして１９９０年代には、医療ミスの原因を人に求めるのではなく、医療現場のシステム、つまり医療スタッフの体制、医療機器、操作マニュアルなどに求める必要が指摘されている。１９９９年に出版された報告書のタイトルは『人は誰でもまちがえる』であり、人の心理に働きかける方法はあまり効果がなく、どんなに注意していても医療ミスは一定の確率で起こることを明記している。日本では、アメリカのような詳細な論文や報告は少ないが、２０１５年から医療事故調査制度が始まり、国内での医療事故は医療事故調査・支援センターに報告することが義務づけられ、どのような医療ミスがあったのかが詳しく調べられている。そして２０１５年から２０２１年までの間で、累計２０００件以上の医療事故（その多くが医療ミス）が報告されており、毎年ほぼ一定の確率で生じていることがわかっている。

国内で死亡に至った医療ミスの約20パーセントが薬剤の誤投与による。そしてその防止策として、やはり単なる教育や啓蒙はあまり効果がなく、医療現場で使う装置や道具の工夫が効果的であるという。図0-3はそのような道具の改善例である。ａは、いろいろな薬液を注射する場合、注射筒を取り違えないようにする工夫である。薬液をアンプルから注射筒に移すとき、同時にラベルもアンプルから注射筒に貼り替えることで、取り違えを防ぐことができる。ｂは、点滴に使用する薬剤の成分をわざわざ上下に分けて入れておき、実際に点滴する際、上下の隔壁を開けて混ぜ合わせるという操作をさせることで、薬剤を再度確認させるようにしている。

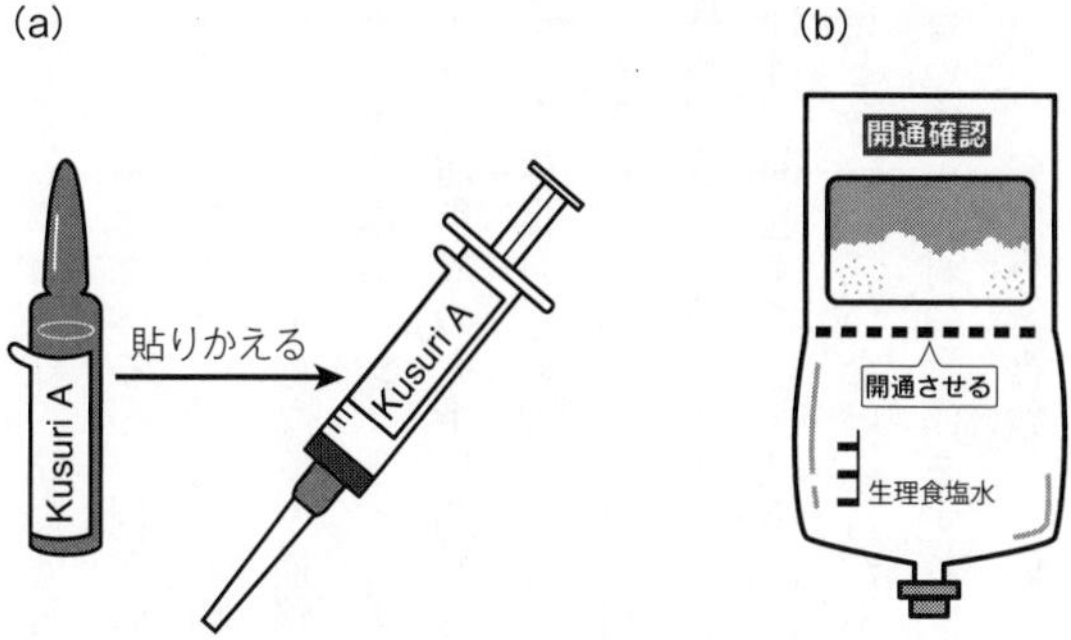

図 0-3　医療ミスを防ぐ道具の改善例(『医療におけるヒューマンエラー　第2版』より改変)

何が自動車事故を減らしたか？

自動車による交通事故も、死亡に至ることもある危険な事故である。20世紀最悪だった1970年前後は、国内の年間の死者が1万7000人近くあり、負傷者も100万人近くあった。それ以降、事故発生件数と負傷者数は、いったん減少した後、2005年前後には史上最悪の数を記録した。しかし、ここ15年ほどは減少を続けている。死者数は、1970年以降、多少の増減はあるが、ほぼ一貫して減少を続けている。現在、負傷者は年間30万人ほど、死者は年間3000人ほどである。

「交通戦争」という言葉が広まった1960年代には、全国の中学生に凄惨な交通事故の現場映像を見せることで、交通事故の怖さを知らせようとしたこともあった。スプラッター映画どころでないリアルな映像であり、筆者も見て衝撃を受けた。泣き出したり気分が悪くなったりした生徒も多かった。何とも乱暴な時代であったが、これも人の心理(恐怖心)に働きかける対策であったため、効果はあまりなかったようである。

その頃と比べると、現在の死者数はほぼ6分の1にまで減少している。そしてここでも効果を発揮した対策は、人への働きかけ、つまりドライバーへの教育や啓蒙ではなく、もちろん凄惨な事故映像でもなく、道路の拡張、信号と道路標識の改善、オートマチック車の登場、ヘルメットの改良、シートベルトの着用などであった。今後、さらに装置や道具の改良と工夫、つまり交通事故の大半に関わる自動車の改良を進めることができれば、事故がさらに減少していくことはまちがいない。

その際、大切なことは、自動車は人が操作する道具である以上、人の自然な感覚に合わせて操作できるように工夫することである。たとえば、オートマチック車のシフトレバーのギア操作は、前進するときは手前に引き、後進するときは前に倒すというように、人の自然な運動感覚と合致していない場合がある。また、ブレーキとアクセルも、自動車は止まるか加速するかという正反対の動作をするにもかかわらず、どちらも踏み込むという同じ動作で操作することも、人の感覚と合致していない。

さらに、道路標識についても、図0-4のように、標識に書かれている方向と車に乗ってい

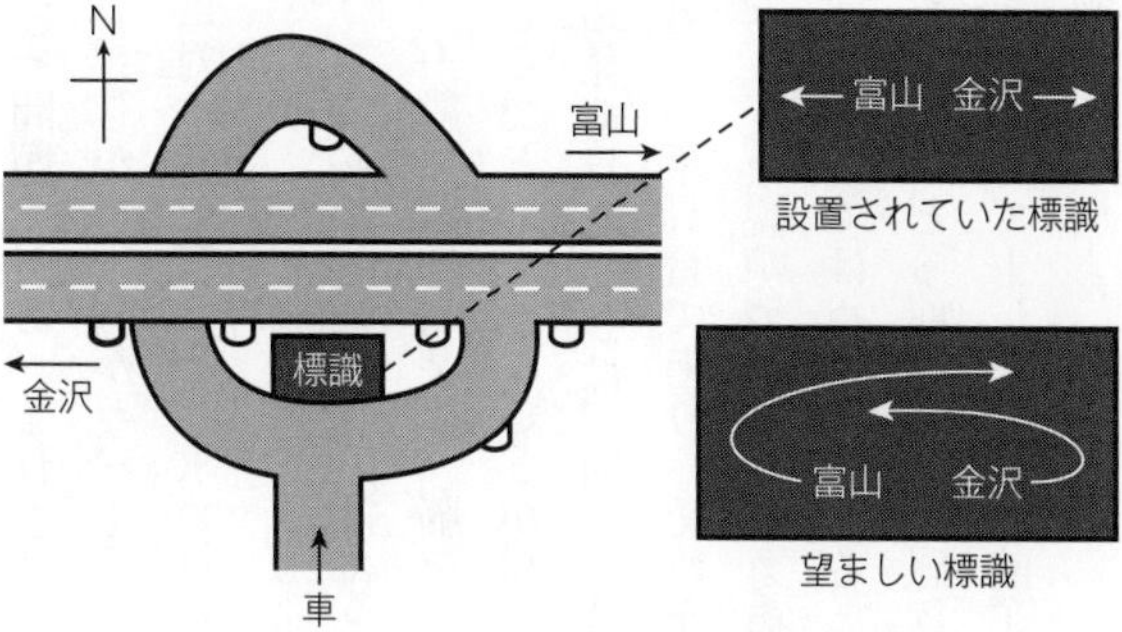

図 0-4　人の感覚と合っていない道路標識(『ヒューマンエラー第 3 版』より改変)

る人の感覚が合っていないこともある。これらを改善していくことで、事故はさらに少なくできるだろう。人は必ずまちがえるということを前提にして、今後も工学的な創意工夫を組み合わせて、実行することが必要である。

3　脳の何が問題なのか?

ヒューマンエラーの原因を脳に求めることは自然である。たしかに人は脳で感じ、記憶し、判断し、行動するのであるから、人のまちがいの原因が脳にあることは確かである。しかし、ヒューマンエラーを脳の仕組みから説明しているもののほとんどは、脳の何が問題なのか、具体的に示していない。

脳の働きを知るためには、三つの問題設定が可能である。脳のどこが担当しているのかというwhere問題、脳のどの物質が関係しているかというwhat問題、そして脳がどのように働いているかというhow問題である。これまでの説明のほとんどはwhere問題かwhat問題を扱っているにすぎない。しかし、脳がなぜまちがってしまうのかという問題は、how問題そのものであり、それに対する解答こそが求められるべきである。

「人」を「脳」といい換える

一般に認知科学は、脳を一連の情報処理のシステムとしてとらえることで、そのシステムのどこでどのようなことが起これぱまちがいが生じるのか、丁寧に解説してくれる。たとえば、錯覚や見過ごしは、図0‐5aの「感覚」や「認知」の失敗であり、勘違いは「記憶」や「思考」の不具合であり、それが「判断」を誤らせ、まちがった「指令」を出力させてしまうというような説明である。あるいは、脳科学らしい説明にするため、図0‐5aの各処理に、脳の部位を当てはめて説明することもある(図0‐5b)。そして錯覚や見過ごしは、aの感覚と認知をつかさどる部位である感覚野と側頭葉で起きており、勘違いは、記憶と思考にかかわる海馬や連合野で生じ、それが前頭葉の判断を誤らせ、運動野からまちがった指令が出てしまうと説明する。

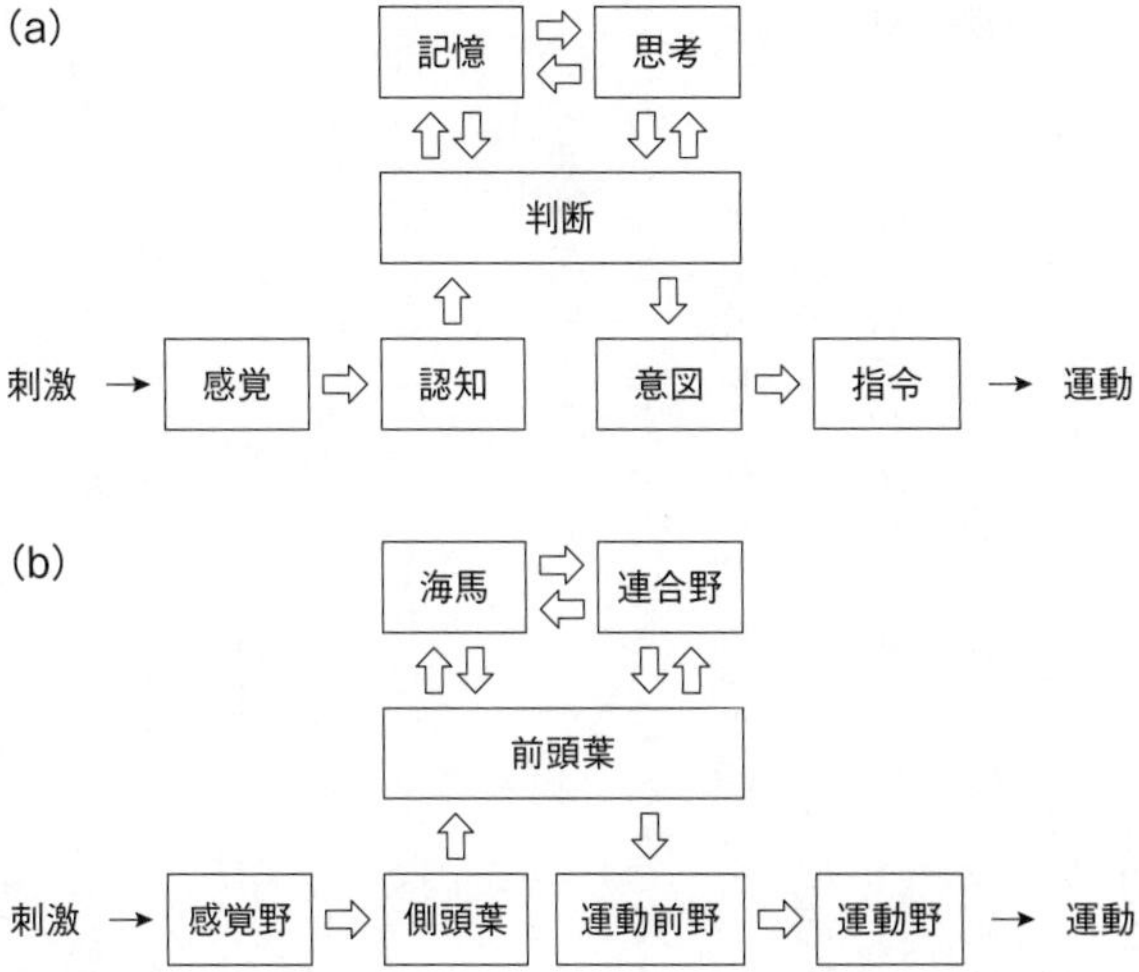

図0–5 まちがいが起こることを説明するときの認知科学的(a)または脳科学的(b)な情報処理システムの例

たしかにこのような説明はわかりやすく、脳はこのように情報を処理しているというイメージも与えてくれる。しかし、それは脳が行っていると考えられる処理を模式的につないでいるだけであり、まちがいの原因を脳の働き方や活動から明らかにしているわけではない。なぜなら、そのような認知科学の説明に出てくる「脳」を「人」に置き換えても、まったく同じように意味が通じるからである。つまり、人はこのようにしているという説明を、脳はこのようにしているといい換えているにすぎない。たしかに、脳がそのようにするといわれると、何だか科学的な説明を受けたような気になるのかもしれない。脳をわかりやすく解説した本には、このような単なる「人↓脳」のいい換えがよく見られる。また、第3章と第4章で詳しく述べるが、図0-5bのように各処理に脳の部位を当てはめ説明したとしても、そもそも脳の各部位がそのように明確な役割分担をしているかどうか定かではなく(多分していない)、実際の脳がどのように情報を処理しているのかも、まだよくわかっていない。少なくとも脳の活動を直接測定したデータを見ると、図0-5bのようなわかりやすい形で情報が流れ処理されているとは、とても考えられない。

脳の活動から見えてくる

このような、脳で説明しているようで実は何も説明していないということは、もっと細かいレベル、たとえば一般に脳細胞と呼ばれているニューロン(神経細胞)の活動に置き換えても、まったく同様である。人がヘビを異様に怖がるのは、ヘビを見たときに脳の扁桃体という部位のニューロンが強く反応するからだといわれても、「脳」あるいは「人」を「扁桃体」に置き換えたにすぎず、単に脳はヘビに強く反応するから、あるいは、人はヘビに強く反応するからということと以上の説明にはなっていない。つまり、ヘビを怖がる理由を脳科学的に解説したことにはなっていない。また、本書の最初に示した図0-1の錯視についても同様であり、たとえそれが視覚野や視覚連合野にあるニューロンの特性であるといわれても、それが脳の特性である、あるいはそれが人の特性であるという説明以上にはなっていない。最近は、人が備えているあらゆる特性、たとえば倫理観や宗教的信念までも、すべて脳で理解できるかのような言説もあるが、「それは脳がやっている」といっているだけであり、何ら新たな視点を提供してはいない。

人がまちがう原因を脳から説明するためには、脳という複雑な器官がどのように活動しているのかという how 問題に対する解答が必要である。つまり、脳が実際に行っている信号伝達の実態を、ニューロンあるいはニューロン集団の活動を記録したデータから明らかにし、そこからまちがいが起こるメカニズムを説明しなければならない。また、そうすることで初めて、脳とはどういうものか、脳が生み出す心とはどういうものか、さらに人とはどういう生きものなのかについても、新たな視点が得られるはずである。

コラム0　どこからが脳のドーピングか？

まちがいを減らすため、人はより覚醒し注意力と集中力を上げようとする。そのための最も簡易な方法が薬物の摂取である。覚醒剤であるメタアンフェタミン類（商品名はヒロポン）や、麻薬に分類されるコカインやヘロインなどには、覚醒作用と集中力向上作用が確認されている。しかし、いうまでもなくそれらの使用は違法かつ有害であり、まさに脳のドーピングである。

それらは脳に強烈な興奮作用をおよぼし、しかも同じ作用をもたらすために必要な量が増えていくという「耐性」が急速に生じ、摂取量が増大することで幻覚や妄想などの精神症状も現れる。また同時に「依存性」も強く形成され、大量摂取を止められなくなる（依存性には脳への薬理作用だけでなく心理的な依存も関係している）。また、違法ではないが、医師が処方する向精神薬の中にも、覚醒作用と集中力増強作用をもつものがあり、ＡＤＨＤ（注意欠如・多動症）の治療薬であるコンサータはその代表である。しかし、これにも依存性はあり、食欲減退や不安亢進などの副作用も強く、特に子どもへの安易な使用は非常に危険である。医師の処方が不要な市販薬にも覚醒作用が強いものがある。モルヒネのメチル化合物であり、麻薬である阿片中にも存在するコデインを含む風邪薬や咳止めがそれに該当する。しかし、やはり依存性と耐性は生じるため、服用量に歯止めがかからなくなり、大量の服用が覚醒剤と同じ作用をもたらすことがわかっている。このように、違法薬物だけでなく処方薬や市販薬も、より覚醒し集中するために服用すれば、それは明らかに脳のドーピングであり、絶対に避けなければならない。

一方、さまざまな飲料に含まれているカフェインは、脳に興奮作用をもたらす点では覚醒剤や麻薬と同じであるが、社会的に許容されており、多くの人が日常的に摂取している。スポーツ界でも、２００３年まで禁止薬物に指定されていたが、現在は指定されていない。

カフェインの効果に関する研究は大変多く、いずれも何らかの有益な効果を確認している。たとえば、夜間の覚醒度が上がり、作業しているときの注意力と集中力が向上し、作業ミスが減少し、記憶課題の成績が上がり、スポーツなどの有酸素運動の能力も向上することがわかっている。これらの作用に必要なカフェインの量は50～１５０ミリグラム（コーヒー1杯か2杯分）程度であり、それ以上増やしてもさらなる効果は期待できないという。

また、脳が使えるエネルギー源はブドウ糖であるため、ブドウ糖、つまり糖類とカフェインの同時摂取が一番効果が大きいという。なお、アルコールの効果は逆であり、酩酊により覚醒度と注意・集中力を大幅に低下させるが、その低下をカフェインで改善することはできない。飲酒の後に濃いコーヒーを飲んだとしても、酩酊の程度は変わらない。

このようにカフェインの効能は確認されているが、その興奮作用のメカニズムもだいぶ明らかになっている。口から摂取され血中に入ったカフェインは脳内に運ばれ、ニューロン間の信号伝達を抑制する物質の作用を遮断し、促進する物質の量を増やすことで、脳の広い範囲を興奮させるらしい。しかしこの興奮作用は、覚醒剤や麻薬ほど強力ではないが、耐性や依存性を生じさせることもある。また大量のカフェイン摂取は、不安、過敏、イライラなどの精神的な緊張を高めることもわかっており、摂取を止めた後の離脱症状として、眠気、意欲減退、注意・集中力の低下、頭痛などが現れることもある。

さらに、一気に大量を摂取すると、急激な血圧上昇や不整脈などが生じ、最悪の場合、死亡することもあるという。欧州食品安全機関(EFSA)によると、無難なカフェイン摂取量は1日当たり400ミリグラム未満(コーヒー5杯分ほど)、1回当たり200ミリグラム未満となっているが、適量には個人差があるため、各人が自身の経験で判断するしかない。たしかにカフェインは脳のドーピングとはいえないが、まったく安全というわけでもない。

第1章

サイコロを振って伝えている？

――いい加減な信号伝達

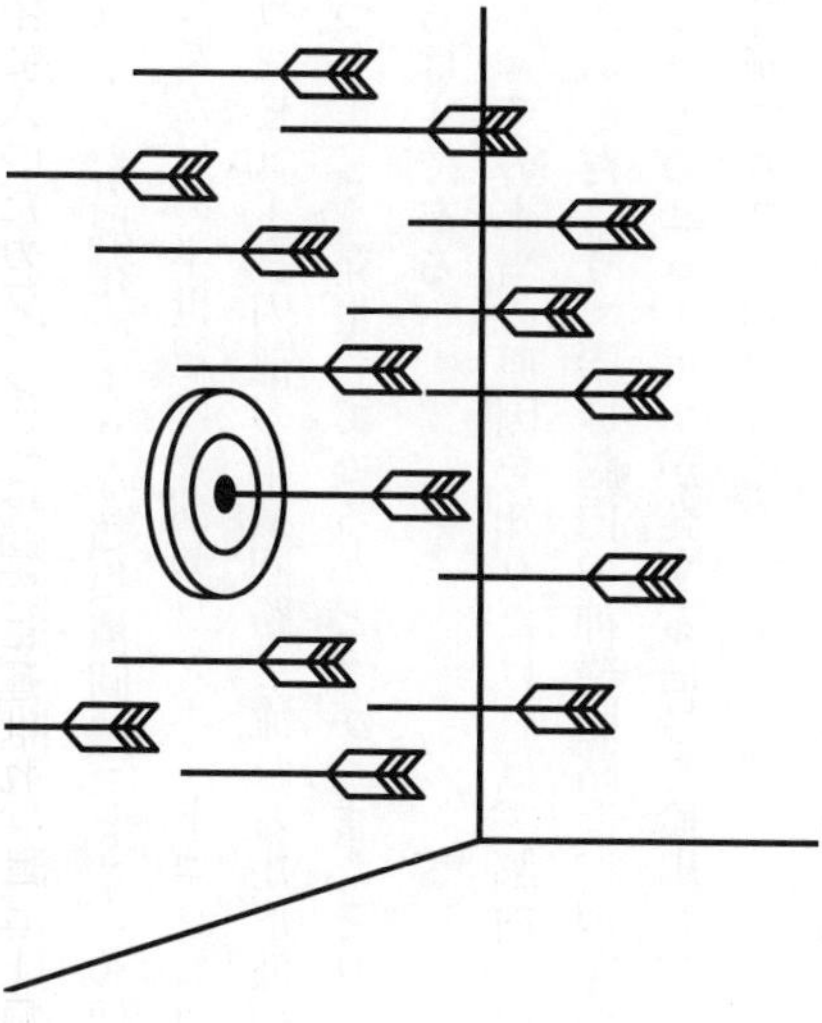

1　働いている脳の信号伝達

あなたのコンピュータがたびたび誤動作を起こし、また、あなたが電子回路の測定技術をもっていると仮定する。さらに、そのコンピュータが現在のような超集積回路（ＬＳＩ）を使っておらず、単純な集積回路（ＩＣ）を組み合わせただけの半世紀ほど前のワンボードコンピュータであったら、どうするだろうか？　多分、コンピュータ内部の集積回路を流れる矩形波《くけいは》の電気信号をオシロスコープで測定し、それがいつも正しく発生しているかどうか、またそれが次の回路に正確に伝わっているかどうか、調べるはずである。

同様に、脳がなぜときどきまちがえるのか、その本当の原因を知りたければ、脳内の信号がどのように発生し伝わるのか、調べる必要があるだろう。幸い脳内の神経回路は、現在の超集積回路ほど超緻密には詰まっておらず、一つひとつニューロンが発する信号を検出し、それがどのように次のニューロンに伝わるのか、計測することができる。

ここで一番大切なのは、このようなニューロンの活動を、行動している動物の「働いている

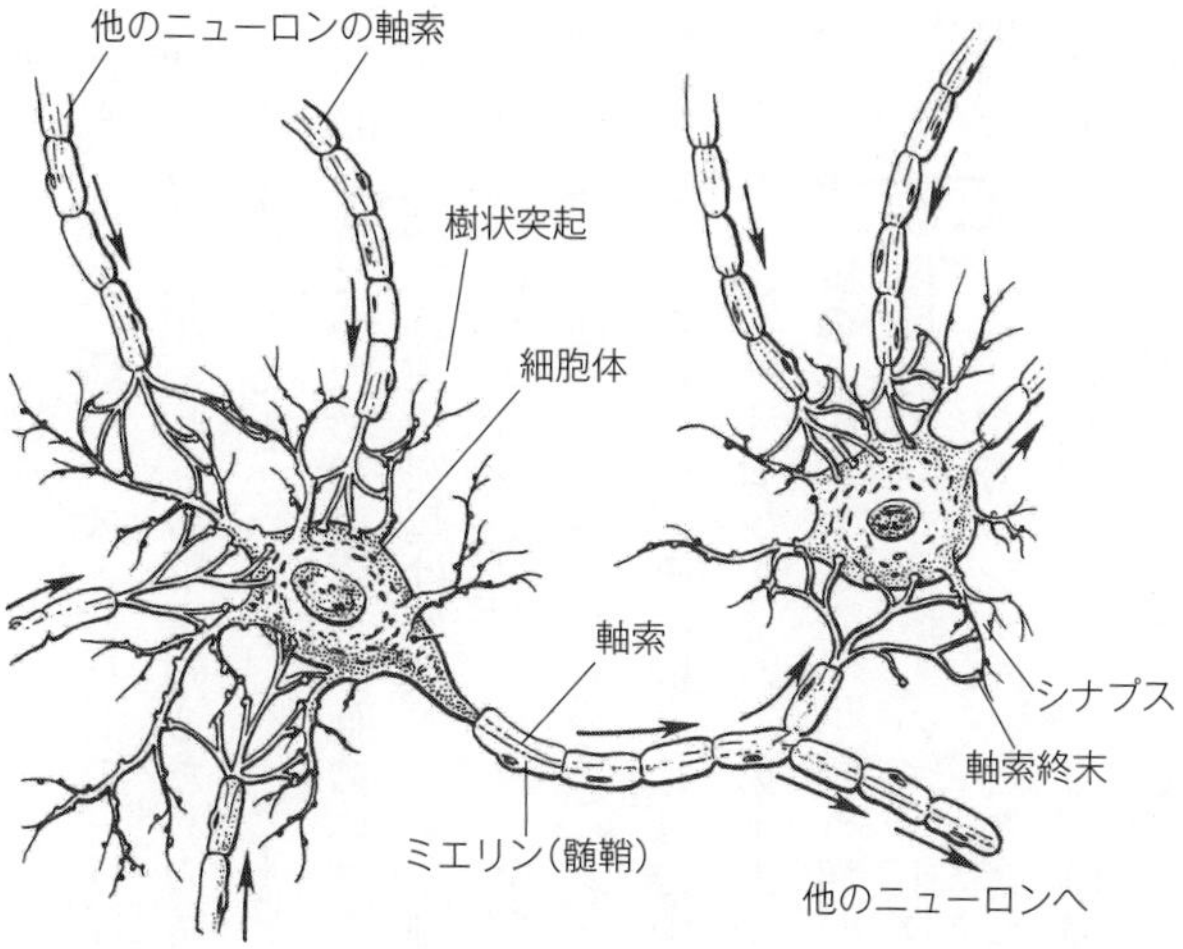

図 1-1　ニューロンの模式図(“Foundation of Physiological Psychology”, 1988 より改変)

脳」、つまり正解したりまちがったりすることができる脳から計測することである。「働いていない脳」から計測したのでは何も得られない。よほど目立った焦げ付きや破損が生じていない限り、電源が入っておらず稼働していないコンピュータを調べたところで、誤動作を起こす原因がわからないのと同様である。

ニューロンと神経回路の構造

脳内で信号を発生し伝達している細胞が、これまでも何度か出てきた「ニューロン」である。ニューロンにはきわめて多くの種類があり、形態もそれぞれ異なるが、基本的構造はほぼ同じであるため、図1－1にわかりやすい模式図を示す。このような基本構造は脊椎動物にほぼ共通である。つまり、魚、カエル、ヘビ、鳥、ネズミ、ヒトで、ほぼ同じである。そのため、動物の脳にあるニューロンを調べることが、ヒトの脳を知るための基礎研究になり得る。

図1-1にあるように、一つのニューロンは、本体部分である細胞体以外に、他のニューロンへ信号を送るための軸索《じくさく》と、他のニューロンから信号を受け取るための樹状突起をもつ。細胞体一つにつき樹状突起は多数あるが、軸索は1本だけであり、普通は樹状突起よりも長い。軸索は、特にミエリン(髄鞘《ずいしょう》)という「さや」をもつ場合、より速い信号の伝達が可能である。軸索は先端で細かく枝分かれし、それぞれの末端部(軸索終末)で他のニューロンの樹状突起や細胞体へとつながるが、その接点はほんのわずか離れている。このような接合部分全体をシナプスと呼ぶ。ニューロンのこれらの形態や構造を見ると、いかにも信号を送受信するための細胞、つまり脳の活動の基本素子という感じがする。

ヒトの脳には約1000億ものニューロンがあるが、そのうちの800億以上は小脳にある。小脳のニューロンがもつシナプスの数、つまり他のニューロンとのつながりは、細胞の種類により異なるが、比較的少ない。一方、脳の大部分を占める大脳には100億~200億のニューロンがあり、そのほとんどは大脳皮質に集まっている。大脳皮質のニューロンの特徴はシナプスの多さであり、一つのニューロンが数千以上のシナプスをもっている。そこでは多数のニューロンが複雑につながることで、緻密な神経回路を形成している。大脳皮質の1ミリメートル四方には10万個以上のニューロンがあり、ニューロン同士をつないでいる樹状突起と軸索の長さの合計は10キロメートルにもおよび、接続部位であるシナプスは10億カ所以上にもなる。本書の内容は、ほぼこの大脳皮質を対象にしている。

物質が信号を発生させる

ニューロンが発する信号をスパイク、信号を発することを発火と呼ぶ。信号が発生するメカニズムはかなり詳細にわかっている。少し退屈かもしれないが、そのメカニズムを簡単に説明しておこう。

ニューロンの細胞体は、主に樹状突起上のシナプスを介して他のニューロンからの信号を受け取ると、普段はマイナス70ミリボルト(1ミリボルトは1000分の1ボルト)ほどになっている細胞内部の電位が、たとえばマイナス65ミリボルトのように、少しだけプラス側へ変化する。この細胞膜で隔てられた内部の電位を膜電位と呼ぶが、そのプラス側への変化を興奮性シナプス後電位と呼ぶ。その持続時間はシナプスとニューロンの状態により変動するが、せいぜい10

ミリ秒以下であり（1ミリ秒は1000分の1秒）、すぐ元に戻ってしまう。しかし、この10ミリ秒以内に多数のシナプスから入力信号がまとめて到達すると、興奮性シナプス後電位がさらに大きくなり、だいたいマイナス50ミリボルト前後の閾値《いきち》を超えると、膜電位がマイナスからプラス60ミリボルトぐらいまで一気に変化する。この変化はきわめて短時間（1〜2ミリ秒）で終わり、すぐ元の状態に戻るが、この一過性のプラス電位こそがニューロンが発生する電気信号であり、一瞬だけ現れるその尖った電位の波形が、スパイクと呼ばれる理由である（図1-2d）。

この信号の発生を物質の動きから説明すると、膜電位の変化を引き起こす主な物質は、共にプラスの電荷をもつナトリウムイオンとカリウムイオンであり、特にナトリウムイオンの動きが重要である。ニューロンが他のニューロンからの信号を、シナプスを介して受け取ると、細胞の表面上に並んでいる受け皿（受容体）にある小さな穴（ナトリウムチャネル）が開き、そこからナトリウムイオンが細胞内に流れ込み（図1-2a）、膜電位が少しだけプラス側へと変化する。しかし、ナトリウムチャネルはすぐ閉じてしまうため、このようなプラス側への変化もすぐ元に戻ってしまう。ところが、その短い時間内に多数のニューロンから多数の信号を受け取ると、他のナトリウムチャネルも開き、そこからナトリウムイオンがさらに流れ込み（図1-2b）、それが膜電位をさらにプラス側に変化させる。そしてプラス側への変化が閾値に達すると、今度

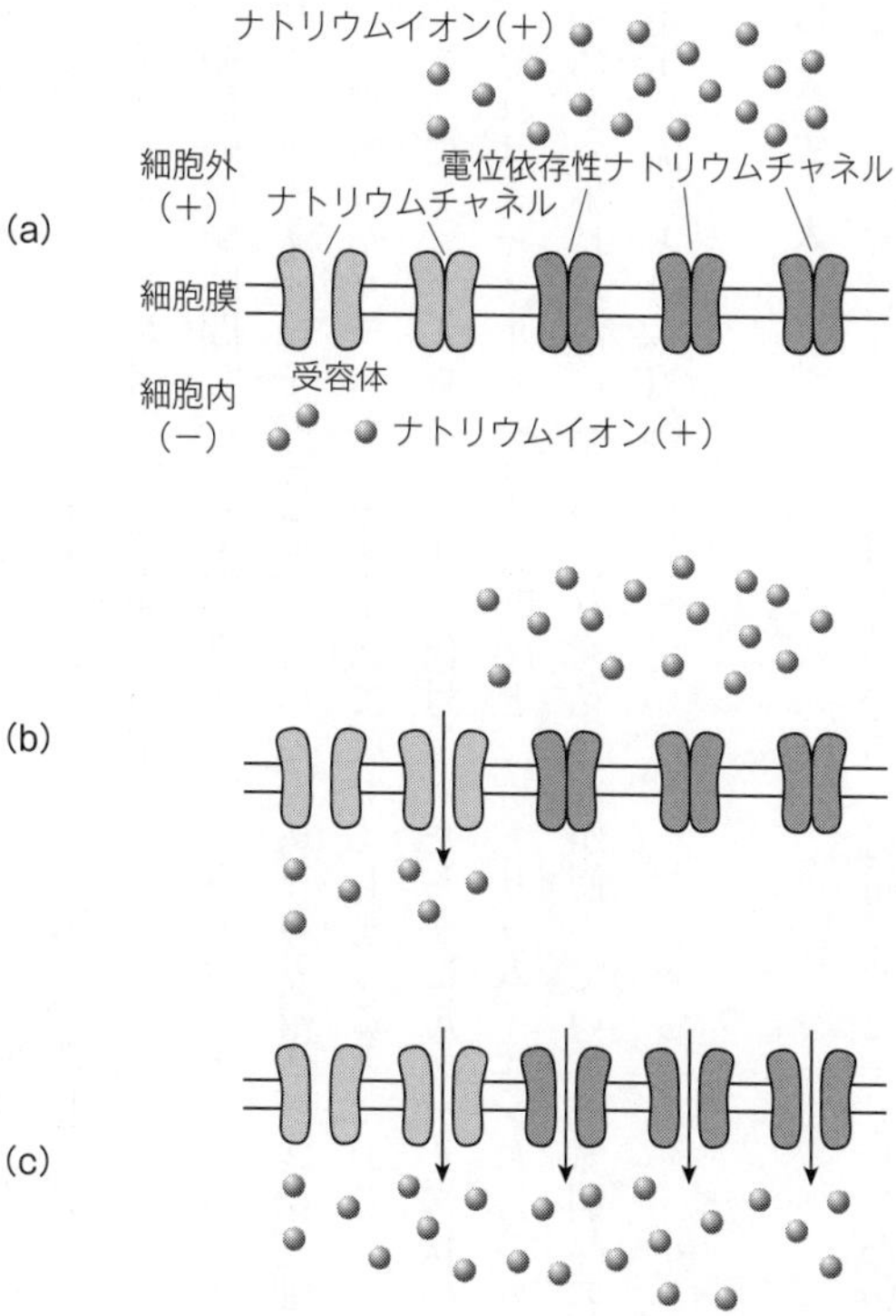

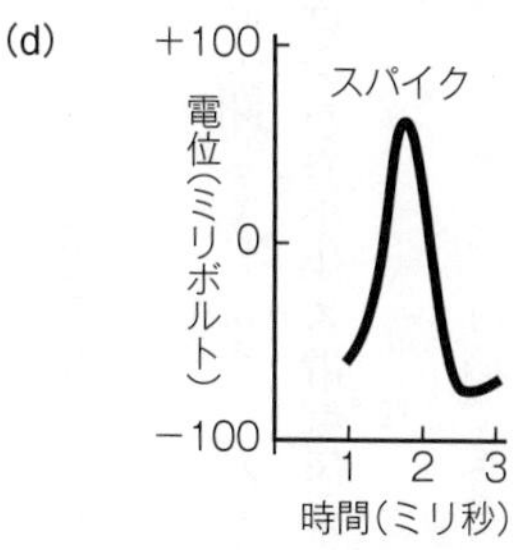

図 1-2　細胞内の電位(膜電位)を変化させるチャネルの開閉とナトリウムイオンの移動．ナトリウムチャネルを通るナトリウムイオンの量が増えると膜電位のマイナスは小さくなっていき(a・b)，さらに小さくなると電位依存性ナトリウムチャネルが一斉に開いて大量のナトリウムイオンが細胞内に流れ込むため(c)，膜電位が一気にプラスに変化しスパイクが発生する(d)

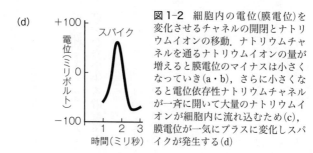

はそのような電位変化に反応するチャネル(電位依存性チャネル)が多数同時に開く(図1-2c)。そして、大量のナトリウムイオンがどっと流れ込み、膜電位が一気にプラスに変化することで、スパイク、すなわち信号が発生する(図1-2d)。

この信号が短時間しか生じない理由は、ナトリウムチャネルが短時間で閉じてしまう一方で、カリウムチャネルはその後も開いているため、カリウムイオンが細胞内から外へ出ていってしまい、膜電位がプラスからマイナスに戻ってしまうことにある。

要するに、ニューロンが発する信号は、たしかに短いパルス状の電気信号として計測できるが、それはチャネルという穴の開閉と、ナトリウムイオンおよびカリウムイオンという物質の移動により生じる電位変化であり、私たちが使っている電気製品の中を流れている電流、つまり電子の流れとは本質的に異なっている。

信号発生の大きな謎

ここまでの解説は、やや教科書的であり退屈だったかもしれないが、すでに大きな疑問を感じた人もいるかもしれない。ニューロンの発火について述べた先の解説では、まず「ニューロンが他のニューロンからの信号を、シナプスを介して受け取ると……」と書いた。つまりニューロンが発火するには、そこに信号を送るニューロンが発火しないといけない。しかし、その信号を送るニューロンもまた、そこに信号を送ってくれる他のニューロンが発火してくれないと発火できない。このように、ニューロンは自力で発火することができず、常に他力本願な存在である。それでは一体、脳の信号は、最初はどこでどのように発生しているのであろうか？わたしたちが自発的に考えたり、行動したりするとき、脳ではどこかで信号が発生しているはずである。しかし、ニューロンは自発的には発火できない以上、自発的な考えや行動というものもあり得ないことになる。

もちろん、単独で発火できるニューロンは、脳のどこにも見つかっていない。そこから、脳の自発的活動、すなわちヒトの自発性はどのように生まれるのか、という大きな謎が浮上してくる。そもそもヒトには自発性などはなく、それは単なる錯覚にすぎず、実は自分でも気づかない外界や体内の刺激により脳は活動している、と考える人もいる。有名なパヴロフの条件づけでは、イヌにベルの音と餌をペアにして提示することを繰り返すと、ベルの音を聞いただけでイヌは唾液を流すようになるが、このとき、ベルの音は唾液を分泌させる脳活動を引き起こす条件刺激として働いている。このような条件づけが、実はわたしたちの周りで知らず知らずの間にいろいろな状況で生じており、その結果、意識に上らない無数の条件刺激が周りに存在し、それがわたしたちの脳活動を引き起こしている、と考える人たち(主にパヴロフの条件づけの信奉者)が、その一例である。

このような脳の自発性に関する考察は、かつて脳科学者や哲学者が共に議論した「自由意志は存在するのか」という問題とも関係している。ちなみに、超自然的な存在が外から直接働きかけることで脳が活動する、と真剣に考えた脳科学者(ノーベル賞受賞者)もかつて存在し、筆者もその講演を聴いたことがあるが、「それをいっちゃあおしまい」なので、文字どおり論外としておく。結局、現時点では、脳の自発活動の出発点は謎であり、自発できない相互依存のニューロンが組み合わさり、協調することで自発性が生まれるのではないかというような、抽象的な仮説にとどめておくしかない。

物質が信号を伝搬する

ニューロンが発したスパイク、つまり信号は、軸索上を伝わっていく。そのような信号の伝搬も、軸索表面にあるナトリウムチャネルが次々と開閉し、ナトリウムイオンが次々と移動することで生じる連続的な電位変化であり、やはり電線の中を電子が流れることとはまったく異なっている。そして、信号が軸索の末端である軸索終末に到達すると、終末部分の細胞膜にあるカルシウムチャネルが開き、軸索終末内へカルシウムイオンが流入する。すると、それが引き金となって、神経伝達物質が軸索終末からシナプスの隙間に放出される。これが次のニューロンへの信号となり、受け取ったニューロンの受容体に作用すると、先に述べたように、受容体のナトリウムチャネルが開き、ナトリウムイオンの移動と膜電位の変化が起こる。

このように、ニューロンへの入力信号とは電気信号ではなく、神経伝達物質のことである。そして、神経伝達物質を受け取ったニューロンの膜電位が閾値を超え、スパイクが発生すれば、電気信号としてのスパイクが、無事伝わったことになる。

なお、神経伝達物質には多くの種類がある。次のニューロンの発火を促す興奮性伝達物質(グルタミン酸など)だけでなく、発火を抑える抑制性伝達物質(γアミノ酪酸(GABA)など)もある。さらには、シナプスに長くとどまって、興奮性や抑制性の伝達物質の作用を増強したり抑えたりする物質(ドーパミンやアセチルコリンなど)もある。

返品必至の性能

このように、ニューロンは脳内で信号を発生し伝える基本素子であるが、その性能はきわめて悪く、信号の発生も伝達もきわめて不安定かつ非効率であることがわかっている。もしそれが電気製品の部品であったなら、返品必至の不良品といえる。

まず、大脳皮質のニューロンの発火は不規則であり、パラパラと常に発火していることが多い。これは自発発火と呼ばれる現象であり(発火を促すような刺激や行動がないときでも発火している状態を指す用語であり、自発的に発火しているという意味ではない)、ニューロンは必要なときにだけ信号を出すようにはなっていない。これは行動している動物、つまり働いている脳からニューロンの発火を記録することで、はっきりとわかる。また、発火により生じた信号が軸索上を伝わる速度は、ニューロンや軸索の種類で異なるが、だいたい時速150~600キロメートルである。それでも十分速いと感じるかもしれないが、電線や電気製品の中を流れている電気信号の速度は時速10億キロメートルほどであるから、それと比べると数百万分の1の速さしかなく、途方もなく遅い。その理由は、先に述べたように、電線の中を電子が流れるという伝わり方ではなく、軸索上のイオンチャネルの開閉とイオンの移動を次々と繰り返すことで信号が伝わるからである。

このことからも、コンピュータがヒトよりもはるかに速く計算したり、情報を処理したりできる理由がよくわかる。速さでは、脳は機械にまったくかなわないのである。

また、信号であるスパイクはデジタル信号のような定形の電位変化である。そのため、それがより多くの種類の信号をより多く伝える場合、大きさや形を変えて伝えることはできず、発火頻度を変化させて伝えるしかない。しかし、ほとんどのニューロンの発火頻度は1秒間に0・1回から50回程度の範囲にある。どんなに高頻度でも、1秒間に100回程度が限度である。つまり、ニューロンが伝搬できる信号の種類と量は非常に少ない。しかも、発火の間隔も一定ではなくランダムに近い。ただ、完全なランダムではなく、個々のスパイク間の時間間隔の分布をみると、ほとんどのニューロンにおいて、非常に短い間隔は少なく、やや短い間隔が一番多く、そこから間隔が長くなるにつれ急激に少なくなるというポアソン分布を示す。ある範囲内で高頻度の信号を出しながら、ときどきは低頻度でも出すというパターンであり、信号としての柔軟性と多様性に欠けている。

このように、不規則かつ低速度で多様性のない信号の伝搬に基づき、わたしたちの脳が働いているとは、にわかには信じ難い。なお現在、一般に使われている高性能パソコンの中央演算装置（CPU）は、1秒間に1000億回程度の演算ができ、そこを流れる信号は完璧に規則的であり、その量と速度は脳をはるかに凌駕している。

信号の伝達はサイコロゲーム

ニューロンが、信号を発生し伝達するための基本素子である以上、軸索上を伝わる信号は、次のニューロンに伝わらなければ、つまり次のニューロンを発火させなければ意味がない。しかし、このバトンリレーとでもいうべきニューロン間の信号伝達は、確率的なもので、きわめて効率が悪いことがわかっている。あるニューロンが発火することで発生した信号が、シナプスを介して次のニューロンを発火させる確率を、シナプス貢献度、あるいは単に貢献度と呼ぶ。次のニューロンの発火にどれだけ貢献したかという意味である。そしてこの貢献度が、実際に働いている大脳皮質では、ほとんどのシナプスで0・01〜0・1の範囲であり、平均すると0・03程度なのである。つまり、シナプスの前にあるニューロン(シナプス前ニューロン)が発火して信号を送っても、それを受け取ったニューロン(シナプス後ニューロン)が発火する確率は、100回に1回からせいぜい10回に1回の範囲にあり、平均すると30回に1回程度となる。しかも、シナプス後ニューロンがいつ発火するかは予測が難しく、ほとんどランダムといってよい。このことから、ニューロンはサイコロを振るように信号を伝えているということもできる。しかも、そのサイコロには、目が1から100まであり、当たりの目は数個しかないことになる。

シナプス貢献度については、0・8程度と解説されるときもあるが、それらは培養した神経回路の標本や、脳を薄く切ったスライス標本を用いた実験の結果である。そのような標本では、シナプスを介してつながったニューロンを顕微鏡で見ながら実験できるので、シナプス前ニューロンを人工的に電気刺激して信号を発生させたり、特殊な薬品で高頻度に信号を発生させたりして、それがシナプス後ニューロンをどれくらいの確率で発火させるか、厳密に測定することができる。しかし、そのような実験は、切り離された神経回路の動作を観察しているにすぎず、しかも電気刺激や薬品という不自然な方法で無理やりニューロンを発火させている。その結果が、膨大な数のニューロンが互いに密につながった実際の脳で、しかも生きて働いている脳で生じている現象と同じであるとはとても思えないし、実際、同じではない。

2　どのように調べればわかるのか?

ここで述べてきたようなニューロンの性能と確率的な信号伝達は、繰り返しになるが、行動している動物、つまり実際に働いている脳から記録してわかることである。知りたいことは、わたしたちの脳が働いているとき、何が起こっているかであるから、働いている脳から記録することは当然である。

その方法の基本は電気生理学である。すでに80年ほど前に確立しており、ニューロンが発するスパイクをそのままリアルタイムで計測する方法は、現在もこれ以外にはない。覚醒した動物から記録する場合、特に慢性的記録法とも呼ばれる。スパイクを検出する精密な電極の作製や、スパイクを増幅する電子回路の小型化、あるいはデータを保存し解析するコンピュータの性能の向上などにより、慢性的記録法の技術はここ20年ほどで飛躍的に向上している。

多数ニューロンの同時記録

慢性的記録法では、ニューロンのごく近くに、細い金属でできた電極(記録電極)を刺すことで、スパイクを電気信号として検出する(図1―3)。細胞の外側から記録するため、この方法を特に細胞外記録法と呼ぶこともある。なお、脳には痛覚がないため、電極を刺しても動物に苦痛を与えることはない。もし動物が少しでも痛みを感じていれば、それははっきりと行動に現れ、すくみ、過敏、逃避などが見られる。動物はヒトと違い、決して我慢しないため、苦痛の有無はむしろわかりやすい。なお、頭痛は脳の痛みではなく、脳と頭蓋骨の間や、頭蓋骨に付いている筋肉や皮膚、あるいはその周囲の血管などの痛みであることが多い。しかし、脳に大きな異変が生じた結果、周囲が圧迫されたり刺激されたりして頭痛が起こることもあるため、頭痛を軽視してもよいということではない。

記録電極の先端の直径は、ほぼ1～20マイクロメートル（1マイクロメートルは1000分の1ミリメートル）の範囲であり、髪の毛よりもずっと細い。その先端をニューロンの近くまで刺し、

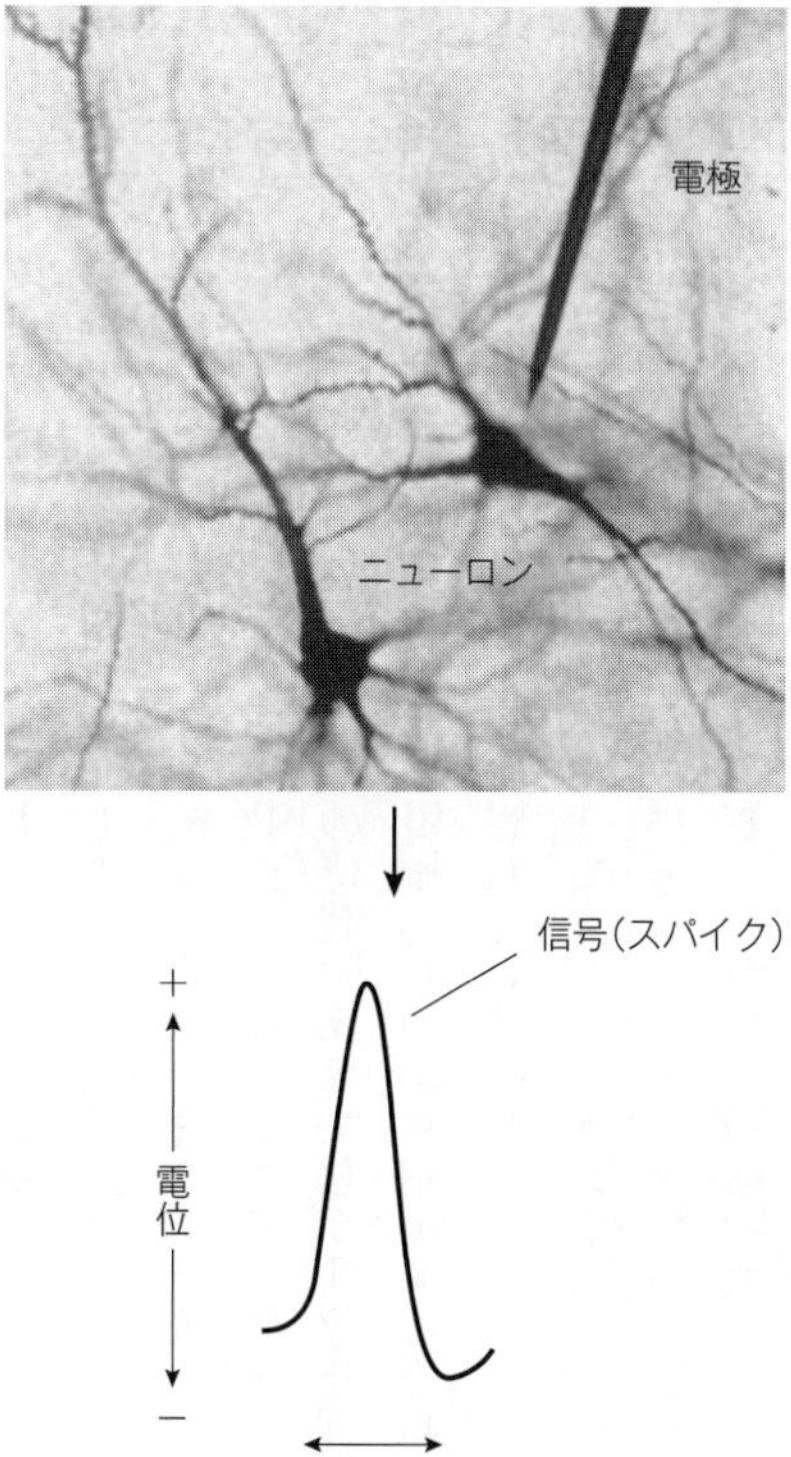

図1-3　細胞外記録法によるニューロンの信号（スパイク）の検出（*Scientific American*, 241(3), 1979より改変. ©Fritz Goro）

ニューロンが発するスパイクを検出し、増幅して記録する。このようにニューロンの近くからではなく、その内部に電極を刺してしまえば、より正確にスパイクを測定できるが、刺されてしばらくするとニューロンは死んでしまうため、その発火を長時間にわたり調べることはできない。また、覚醒し行動している動物から記録するため、動物が動くことで電極が少しでも動いてしまったら、ニューロンと電極の位置関係は大きく変化し、同じニューロンからの測定はできなくなる。そこで、動物の頭に電極をしっかり固定するための方法が世界中の研究者から考案されており、専用の装置も市販されている。

従来、主流は、一つひとつのニューロンの発火を丹念に記録し、どのように発火するニューロンが、どこにどのくらい分布しているかを示そうとする実験であった。今でも一部の研究者は根強くそのような実験を続けている。しかし、脳は膨大な数のニューロンが連なった緻密な神経回路の集合体である。そのような神経回路の集まりの中へ電極を刺し入れ、その先端近くにある一つのニューロンが発するスパイクを検出し記録することを繰り返すだけで、脳がどのように働いているかを明らかにできるとは、とても思えない。そのため現在では、より多くのニューロンの発火を同時に記録する方法が主流であり、より細い電極をより多く脳に入れるための工夫が繰り返されている。

ニューロン間の信号伝達を測定する

同時に記録した多数のニューロンの中から、シナプスで直接つながっている二つのニューロンを見つけ出し、さらにそれらのニューロンの間で信号がどの程度伝わるのか、つまり貢献度を計測するのが、相互相関解析である。方法は簡単であり、AとB二つのニューロンを対象にする。一方のニューロンAが発火したときにもう一方のニューロンBが、Aの発火の前、あるいは後のどの時点で発火したかを調べるだけである。

方法の基本はすでに1960年代に発表されており、決して新しい方法ではなく、今や古典的方法ということもできる。しかし、発表当時は、二つのニューロンが発するスパイクをリアルタイムで計測しながら、それらが発火した時間をミリ秒以下の単位で同時に計算できるような高性能コンピュータ（あくまでも当時としては、であるが）を入手することは、一般の研究者には難しく、なかなか広まらなかった。しかし、その後1990年代からは、パソコンでもそのような計算が十分できるようになり、急速な広がりを見せ、現在も多くの研究で使われている。

相互相関解析の例を図1-4に示す。二つのニューロンAとBそれぞれからスパイクを記録した結果である。横軸は時間（ミリ秒）、縦軸はスパイクを発した発火の回数である。

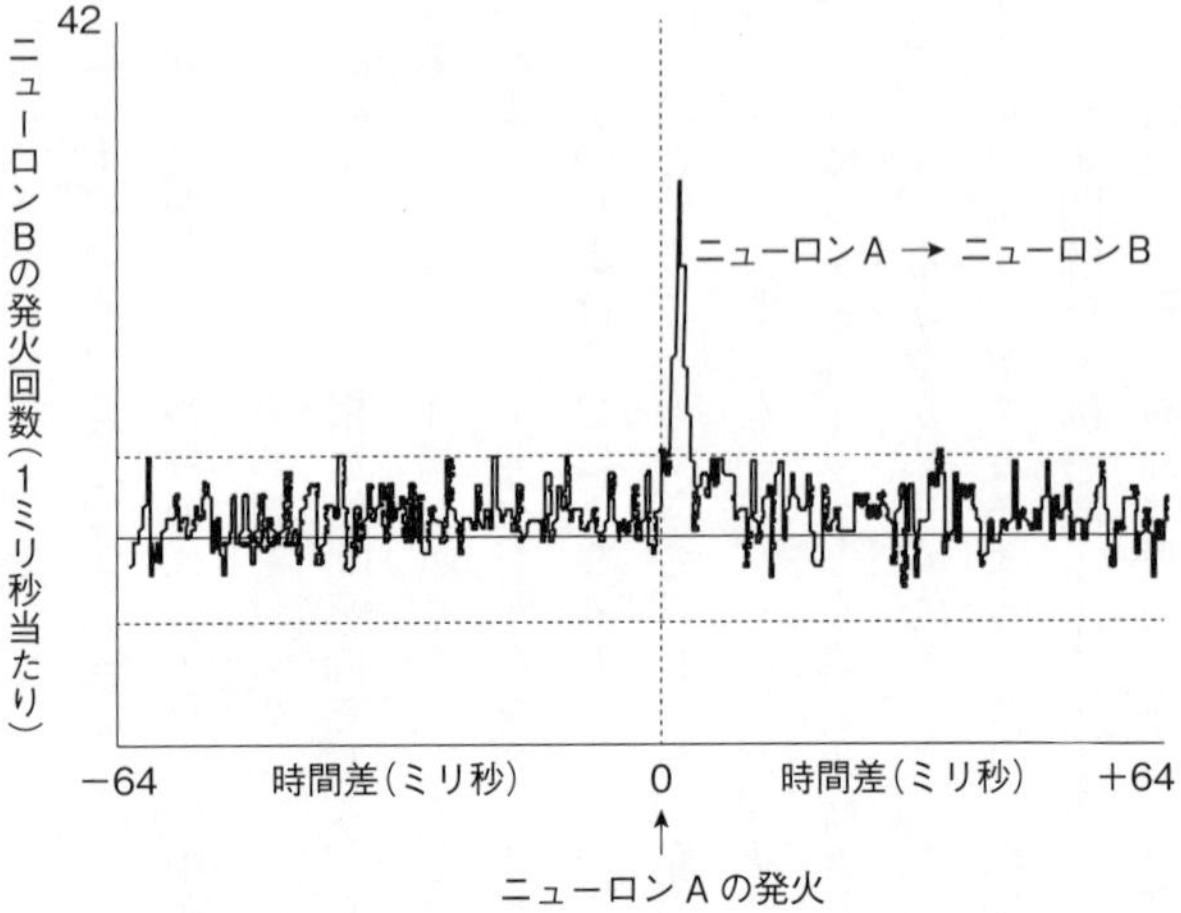

図1-4 相互相関解析の例．ニューロンAからニューロンBへ信号が伝わっていることを示す．点線を超えたピークのみが統計的に有意である（実際のデータに基づき作図）

まず、ニューロンAが発火した時点を常に横軸の0とする。そしてAが発火した前後のどこでBが発火したかをグラフ（コリログラム）で示す。すでに述べたように、ニューロンの発火は不安定であり、時間間隔も一定ではないため、発火を数回記録しただけでは、コリログラムをしっかり描くことはできない。大脳皮質のほとんどのニューロンについていえることであるが、二つのニューロンからそれぞれ1000回以上の発火を記録し、そのすべてを加算することで、ようやくコリログラムを描けることが多い。図1-4も、そのように1000回以上の発火を加算した結果である。

図1-4では、中央の0から右に1ミリ

秒ほどずれた時点にピークが現れている。このことは、Aが発火してからほぼ1ミリ秒後にBが発火しやすかったことを意味している。つまり、1ミリ秒という短時間でA↓Bと発火が続いていることから、AからBに直接つながるシナプスがあり、それを介してAのスパイク、つまり信号がBに伝わったことがわかる。なお、左側に1ミリ秒程度ずれたピークが現れた場合は、Bが発火した直後にAが発火したことになり、B↓Aというシナプス結合があることがわかる。このようにして二つのニューロン間の信号伝達を定量的に見ることができる。

相互相関解析の難しさ

相互相関解析の結果からシナプス結合について結論を出すためには、現れたピークが偶然の結果ではないことを統計的検定により確かめる必要がある。また、シナプス結合とは関係なく生じるピークではないことも確かめなければならない。さらに、実際に多数のニューロンから発火を同時記録し、すべてのニューロンを二つずつペアにして、すべてのペアについて相互相関解析を行っても、図1-4のように、どちらか一方に1ミリ秒程度ずれたピークを示すペアは、筆者の経験では、ペア全体の数パーセントしか見つからない。ほとんどのペアは、まったくピークを示さないか、中央の0点を頂点としたピークを示す。

ピークがない場合はわかりやすい。二つのニューロンにまったくつながりがないということである。一方、0点にピークがある場合は、二つのニューロンがほぼ同時に発火していることを意味している。このようなピークが多く現れることは、実は決して不思議ではない。ニューロンは他の数千のニューロンとつながっているため、相互相関解析に用いる近接した二つのニューロンも、ほとんどが同じようなニューロン集団とつながっている。そのため共通の入力を一緒に受けていることが多く、同時に発火する確率が高いのである。そのため図1-4のような例は、共通の入力が少なく、直接のつながりが非常に強いニューロンのペアを偶然選んで解析したときのみ得られる貴重なデータである。

解析には多数のスパイクが必要であるため、多数のニューロンの発火を長時間記録する必要がある。さらに、そこに含まれるすべてのニューロンペアを解析することで、ようやくシナプスの直接結合をもつペアをいくつか得られる程度である。そのため、図1-4のようなデータを集めるには、だいぶ時間がかかる。

そこで、ニューロン間のシナプス結合を調べる他の方法もいくつか提案されている。たとえば、グレンジャー因果性検定は、より効率的な方法である。その基本は相互相関解析と同様に1960年代に考案された。ある時系列Aの変動から別の時系列Bの変動を予測できるのか、つまり、Bの変動をAの変動からあらかじめ推定できるのかを検定する統計的手法である。詳細は省くが、ニューロンの発火も時系列データであるため、改良や工夫をいくつか加えることで、ニューロンAの発火からニューロンBの発火を予測できるのかを調べることができる。そして、予測できた場合、Aからの信号はシナプスを介してBに伝わっていると判定する。

なお、日本語では因果性検定と呼ばれているが、ニューロン間の因果関係を見ているわけでなく、相互相関解析と同様、発火の時間的な関係性から、信号の伝達を推定する方法である。しかし、この方法は、計算方法が相互相関解析ほどわかりやすくはなく、先に述べたシナプス貢献度の算出にも向いていない。

信号伝達の確率を計算する

相互相関解析のデータから、シナプス貢献度も簡単に計算できる。図1-4で説明すると、ピークに含まれているニューロンBの発火回数を、このコリログラムの作成に使ったニューロンAの発火回数で割るだけである。これで、Aが何回発火したらBがその直後に発火するのか、確率で表すことができる。もしAの発火が必ずBを発火させるなら、つまりAからBへ必ず信号が伝わるなら、確率は1(100パーセント)になる。Aが10回発火したらBが1回発火する程度であれば、つまりAが10回信号を送ることで初めてBに信号が伝わるのであれば、結果は0・1(10パーセント)となる。そして、大脳皮質から記録した実際のデータで調べた結果は、先に述べたとおり、ほぼ0・01〜0・1の範囲であった。しかも0・1(10パーセント)前後の確率はきわめて稀であり、0・03(3パーセント)前後が一番多かった。図1-4の例も、ニューロンAの発火回数は約1000回であり、グラフのピークに含まれるニューロンBの発火回数は約30回であるため、貢献度はやはり0・03である。なお、ニューロンBのピークがいつ生じるか、つまり、ニューロンAが発火した直後にニューロンBが発火するかどうかには規則性がなく、ランダムにときどき生じるという結果であった。

ただし、培養した神経回路や、脳を薄く切ったスライスを用いた実験、つまり脳の不自然な標本を使った実験を除外し、生きている動物の脳からニューロン活動を記録した他の研究者の結果のみをすべて合わせると、貢献度は0・02〜0・25の範囲になり、平均すると0・06であると報告している論文もある。しかし、それらの研究の中には、ニューロンの発火頻度に影響する麻酔をかけた実験や、一方のニューロンを高頻度で発火させるため、そこにグルタミン酸を注入した実験なども含まれている。また、もともと結合が強い特定のニューロン同士を狙った研究もある。そのような研究は、だいたい高い貢献度を示すが、それでもせいぜい0・

25以下である。覚醒して働いている動物の大脳皮質のニューロン間では、貢献度の平均はやはり0・03前後であり、0・1を超えることは滅多にない。つまり、先に述べたように、わたしたちの脳の中でニューロンからニューロンへの信号は、やはり30回に1回程度しか伝わらず、しかも伝わるタイミングはランダムということになる。

このような不確実な信号伝達では、脳がよくまちがえるのは当然といえる。しかし、このことから、まちがいが不可避であることはわかるが、これではさすがに確率が低すぎるようである。

3　ニューロンは協調して働くしかない

ニューロン間の信号伝達が30回に1回程度しか成功しないとなると、脳はほとんどまちがえていることになる。しかし、よほど難しい状況でない限り、実感として、さすがにそれはあり得ない。むしろほとんどの状況では逆であり、わたしたちはときどきまちがえる程度である。ということは、わたしたちの思考や行動は、一つひとつのニューロン間の信号伝達で決まるわけではないということである。数十回に1回だけ成功する信号伝達を、数十回に1回だけ失敗する程度に改善するメカニズムが、脳には備わっているはずである。

どのように伝達の確率を上げるのか?

ここで、先に述べたニューロンで信号が発生するメカニズムを思い出してもらいたい。他のニューロンからの信号は、シナプスに神経伝達物質を放出させ、それを受け取ったニューロンの膜電位を短時間だけほんの少しプラス側へ変化させるが、そのままではすぐ元に戻ってしまう。また、他のニューロンからの信号は、必ずシナプスへ神経伝達物質を放出するわけではなく、ほぼ3回に2回は何も放出しないことがわかっている。これが、信号が伝わらなかったときに起きていることである。

一方、多数のニューロンから信号が短時間にまとめて到達すると、シナプスに大量の神経伝達物質が一気に放出され、それを受け取ったニューロンの膜電位も一気にプラス側へと大きく変化し、その結果閾値を超えるため、スパイク、すなわち信号が発生する。これが、信号が伝わったときである。つまり、信号を伝える際に、一つのニューロンだけではまったく無力であり、少数のニューロンでも伝わりにくいが、多くのニューロンが協力してほぼ同時に信号を送れば、伝わる確率はぐんと向上するのである。

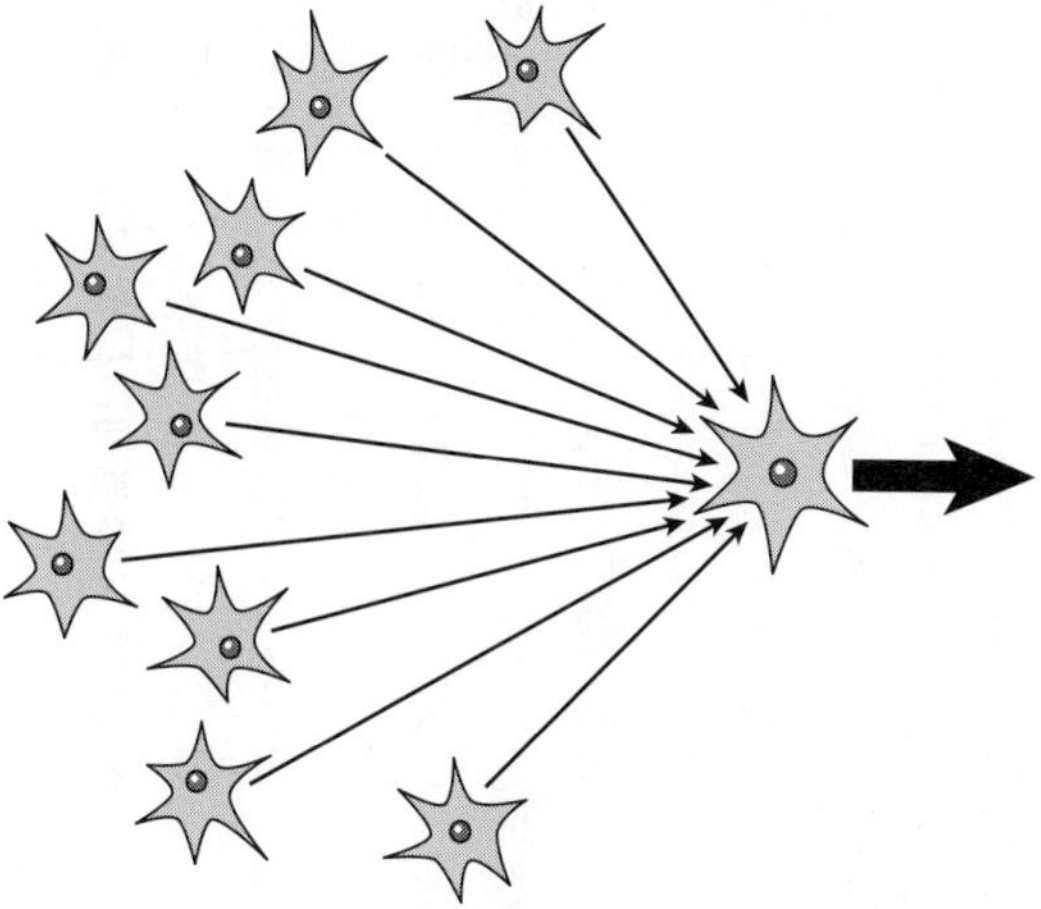

図1-5　多数ニューロンの同期発火による信号伝達のイメージ

それでは、いったいいくつのニューロンが協力すれば、信号は確実に伝わるのだろうか？　この問いに対する明確な答はない。受け手のシナプス後ニューロンにある受容体の数や性能によるし、送り手のシナプス前ニューロンが、どの程度の頻度で信号を出せるかにもよる。ただ、まちがいなくいえるのは、より多くのニューロンがより同じタイミングで信号を送るほど、より確実に信号が伝わるということである（図1-5）。

そのように、多くのニューロンがほぼ同時に発火する現象を同期発火と呼ぶ。脳はこの同期発火により信号をより高い確率で伝えているのである。となると、脳は何かを正確に行っているときほど、より多くの同期発火を示すはずである。たしかに、そのような実験事実はこれまで沢山報告されている。

集中時や正解時に同期発火が現れる

集中しているとき、つまり一つのことに注意を向けているとき、まちがいは少なくなるが、注意と同期発火が関係していることはわかっている。たとえば、サルがいろいろな刺激のうち意味のある刺激に注意を向けると、ニューロンの同期発火が生じるという実験結果がある。

同じ視覚刺激と触覚刺激が提示される二つの課題をサルに行わせ、一方の課題では、サルが視覚刺激の違いに注意して正しい視覚刺激を選ぶと報酬を与え、もう一方の課題では、触覚刺激の違いに注意して正しい触覚刺激を選ぶと報酬を与えた。そして触覚に関係する体性感覚野からニューロンの発火を多数記録したところ、触覚刺激の違いに注意を向ける課題を行っているときに、多くのニューロンが同期して発火したが、視覚刺激の違いに注意を向ける課題では発火しなかった。この実験の工夫は、どちらの課題も物理的にはまったく同じ視覚刺激と触覚刺激をサルに提示し、まったく同じ運動(手を伸ばして刺激を選ぶ運動)をさせたことにある。多数のニューロンの同期発火は、物理的に異なる感覚入力や運動出力に応じて現れたのではなく、サルの注意に応じて現れたことがわかる。

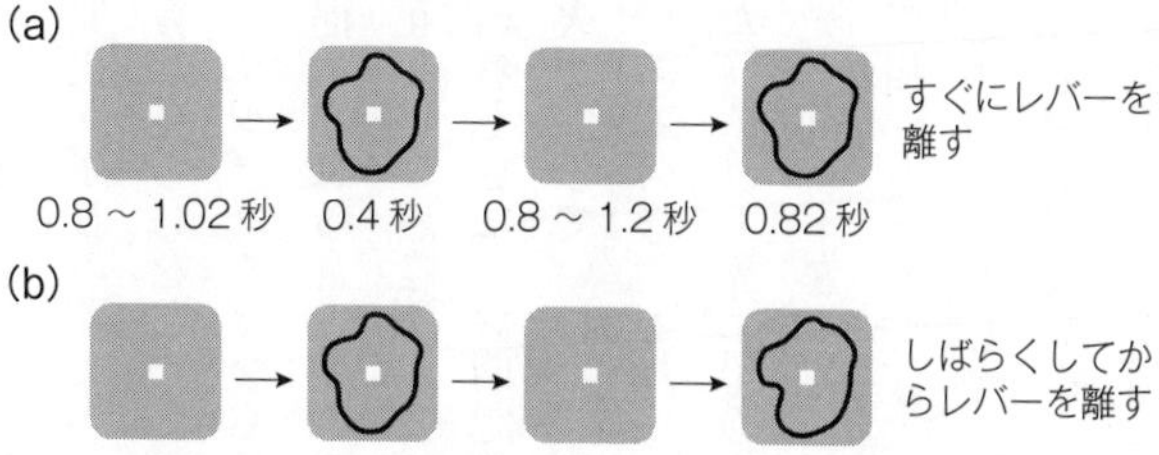

図1-6　サルが見ているディスプレイに現れる図形
(Tallon-Baudry et al., 2004より改変)

また、ある課題を正解したときに同期発火が現れ、まちがったときには現れないこともわかっている。それは、やはりサルを使った実験である。いろいろな形を表す二つの視覚刺激を短い時間間隔で順番に提示し、1回目の形と2回目の形が同じか違うかを答えさせる課題だった（図1-6）。もちろん、サルは口頭や筆記で答えることはできないが、もし二つの形が同じであれば（図1-6a）、それまでずっと押していたレバーをすぐに離し、もし違っていたら（図1-6b）、もうしばらく押し続けてから離せばよかった。そして、正解したら報酬を与えて、正解したと伝える。正解するには、1回目の形を覚えておいて2回目の形と比較しなければならないため、これは短期記憶を調べる課題である。この課題の工夫は、サルが比較しなければならない二つの形を微妙にわかりにくくして、一定の割合でサルがエラーするようにしたことである。そして、サルがこの課題を行っているとき、多数のニューロンの発火と、ニューロンの膜電位の集合的活動である局所電場電位を側頭葉から記録したところ、正解したときには、ニューロン集団の同期発火や、同期発火が生じる際に現れる局所電場電位のリズミカルな活動が見られ、エラーしたときにはそれらが見られなかった。

サルだけではなくラットを使った実験でも、同様の結果が数多く報告されている。たとえば、提示される音と光の組合せの違いによって選ぶべき場所が異なるという課題をラットに行わせ、正しい場所を選んだら報酬を与えて、正解したと伝えた。そして、ラットがこの課題を行っているときに、短期記憶などに関係する海馬のニューロン集団の発火を記録したところ、同期発火が生じていれば、そのあとでラットは正解となる場所をまちがわずに選んだという。

あるいは、これは筆者の大学院生であった中園智晶君の研究であるが、2種類の音(高音または低音)と光(右または左の光)を組み合わせてラットに同時に提示した。つまり、高音＋右の光、高音＋左の光、低音＋右の光、高音＋左の光、のいずれかを提示した。そして、まず音を手掛かりとして正しく反応することを学習させ(音ルールの学習)、次にルールを変更して、光を手掛かりとして正しく反応することを学習させた(光ルールの学習)。すると、ルール変更後の学習が完成するにつれて、海馬のニューロン集団が広範囲で同期発火していることを示す局所電場電位のリズミカルな活動が現れた。もちろん、学習が進み正解が増えれば、同時に報酬

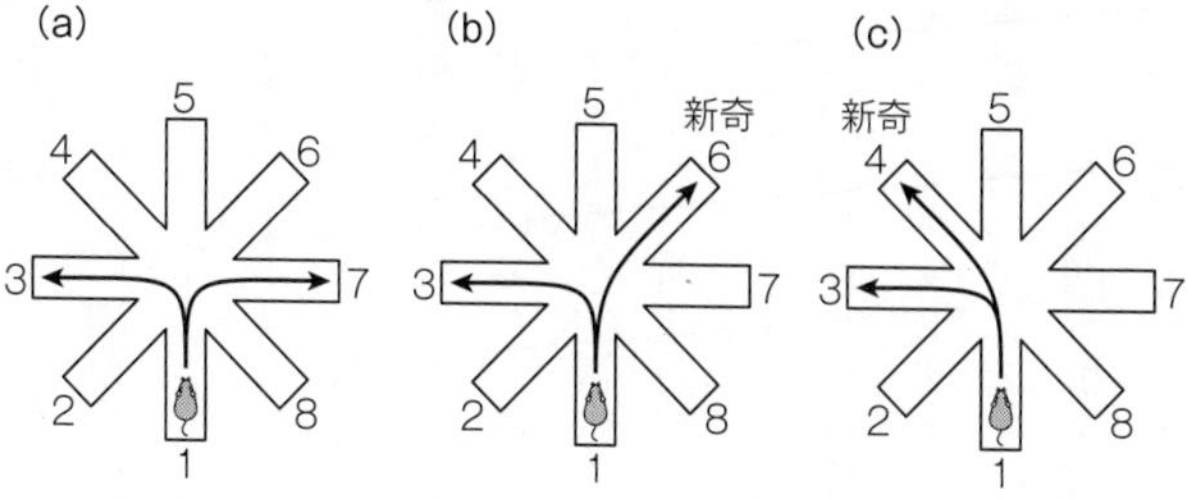

図1-7　ラットの放射状迷路上の交代反応(Chen and Frank, 2008に基づき作図)

も増えるが、この同期発火は、報酬を与えることで生じたのではなく、新しいルールを学習し、正解が増えることで生じていた。

学習の途中で同期発火が現れる

海馬が記憶の形成、つまり学習に重要な役割を果たすことは、古くから知られている。そのため、学習が進むにつれ海馬のニューロン集団が同期発火するという現象は理にかなっており、実際、多くの研究者が報告している。ただし、学習が進むにつれ同期発火が増大するだけではなく、その後、学習が十分完成すると、逆に同期発火が減少するという報告も多い。

　たとえば、放射状迷路を使ったラットの実験がある(図1-7)。8方向に通路があるが、常に通路1を出発点とし、まず1→3、1→7、1→3、1→7……という具合に、他の二つの通路を交代で選ぶという課題を学習させた(図1-7a)。次に、通路7の代わりに新奇な通路6を選ぶように訓練すると、初めのうちラットはやや迷いを見せるが、次第に通路6を選ぶことを学習し、1↓3、1↓6、1↓3、1↓6……と繰り返すようになる（図1-7b）。さらに通路6ではなく新奇な通路4を選ぶように訓練すると、1↓3、1↓4、1↓3、1↓4……と繰り返すようになる（図1-7c）。そして、このような課題を行っているときに海馬のニューロン集団の発火を記録し、ニューロンの各ペアについて相互相関解析を行ったところ、選ぶ通路を十分学習して走っているときは同期発火が現れず、同じように走っていても、新奇な通路を学習している最中は同期発火が現れたという。

このような学習中にのみニューロン間の同期発火が現れるという現象は、記憶の形成と関係するサルの前頭前野でも報告されている。たとえば、コンピュータ画面の中央に文字Aが出たら右に視線を動かし、文字Bが出たら左に視線を動かし、文字Cが出たら上に視線を動かすという課題をサルに学習させた研究がある。中央に出す刺激には、アルファベットだけでなく、数字や記号も使われており、刺激が変わると、サルは新たな学習が必要になる。そして、この課題を行っているときに前頭前野のニューロン集団の発火を記録し、ニューロンの各ペアについて相互相関解析を行ったところ、学習の途中では同期発火が現れたが、十分学習してしまうと現れなくなったという。

これらの研究は、学習が進み始めた時期、つまり、まちがいが減り正解が増え始めたときに、ニューロン集団の同期発火が増えることを示していた。たしかに先の筆者と大学院生の研究は、ラットが新しいルールをちょうど覚えた頃までしか記録しておらず、さらに学習が進み十分完成すれば、同期発火は減少したのかもしれない。いずれにせよ、このことから、学習が進むためには、ニューロン集団が同期発火することで脳内の信号がしっかり伝わることが必要であることがわかる。そして学習が十分完成してしまうと、記憶が長期記憶として固定されてしまうため、海馬や前頭前野における信号伝達の向上は不要となり、固定された記憶を保持し再生するための別のメカニズムが働くのではないかと考えられている。

ペアの同期発火は集団の同期発火

これまで紹介してきた研究の多くは、ニューロンペア、つまり二つのニューロン間の同期発火を相互相関解析で調べている。三つ以上のニューロン間で生じる同期発火を一気に検出し表示する方法は、理論的にはいくつか提案されているが、実験的に調べることは難しい。そのため、記録したニューロン集団から二つずつペアを選び、同期発火を調べていくという方法をとらざるを得ない。

その場合、二つのニューロンA・Bの両方に出力を送っているニューロンCがあると仮定すると、Cが発火すると、そこから共通の入力を受けるA・Bは同期して発火する。そのため、AとBの同期発火は、Cという一つのニューロンの発火を反映しているにすぎないという批判がよく聞かれる。しかし、そのような批判は正しくない。なぜなら、すでに詳しく解説したように、一つのニューロンが発火したとき、そこから入力を受けるニューロンが発火する確率（貢献度）は非常に低く1～3パーセント程度であり、しかもいつ発火するかはランダムだからである。つまり、Cが100回発火してもAまたはBが発火する回数は1～3回にすぎず、しかもそれぞれがランダムに発火するため、AとBが同期して発火することは稀といってよい。つまり、AとBの同期発火をCの発火だけで制御することは、ほとんどあり得ない。そして、あるニューロンをしっかり発火させるには、多数のニューロンが同期してそこに信号を送る必要がある。このことから、二つのニューロンが同期発火しているとき、それは、多数のニューロンがそれら二つのニューロンに同期して信号を送っていること、つまり同期発火していることを示している。

結局、二つのニューロンの同期発火を検出したとき、その背後には膨大な数からなるニューロン集団の同期発火が存在するのである。

同期させているものは何か？

脳にはいまだ根源的な謎が多い。先に紹介した「脳はどのように自発的に活動しているのか」もその一つであるが、同じような謎が、ここで述べてきたニューロン集団の同期発火についても存在する。ニューロン集団の発火を同期させているものは何かという謎である。これも自発的活動と同じで、ニューロンは他のニューロンの発火を受けて発火するしかないのであるから、自ら集団で同期発火を生み出すことなど、そもそもできない。

このようなとき、たとえば認知科学では、「～から指令を受け取って」とか、「～が制御している」などと説明することが多い。「～」には前頭前野などの部位名が入ることもあるし、制御システムなどの用語が入ることもある。しかし、このような説明はまったく意味がない。なぜなら、その「～」はどのようにして、今ニューロン集団を同期発火させるべきだとわかるのだろうか？　さらにそれを別の「～が制御している」などとつけ加えることは、いうまでもなく、もっと意味がなく、同じ疑問が次々と繰り返されるだけである。つまり、AはBが制御している↓BはCが制御している↓CはDが制御している↓……という、いわゆる無限後退が起こるだけである。何でもわかっていてすべてを制御している全能の部位(文字どおり全脳の神？)

が脳の中にあるという考えは、もちろん論外である。

このような謎について、現時点で考え得る解答は一つしかない。すなわち、ニューロンを集団にして同期発火させるものは、そのニューロン集団自身か、それも含むより広範なニューロン集団といわざるを得ない。

同じような機能をもつ個体の集団が、その集団自身を制御しているような例は、自然界にはたしかに存在する。たとえばシロアリやミツバチなどは、集団全体を統率する個体も集団もないが、非常に合理的で巨大な巣をつくることができる。そこには個体間のコミュニケーション(信号伝達)があるだけである。集団が示す同期的な活動としては、ホタルの集団が見せる同期的な点滅が有名であるが、どこかに指揮者ホタルがいるわけではなく、そのメカニズムは不明である。

また、わたしたちの体内にもそのような同期的活動の例はある。膵臓にはランゲルハンス島という細胞の塊があり、その中に約2000個のβ《ベータ》細胞がある。β細胞はニューロンと同じように発火するため、集団で同期発火してリズミカルにインシュリンを分泌している。また、ランゲルハンス島は膵臓内に100万個ほどあるが、そのランゲルハンス島の集団も同期して活動し、β細胞が分泌したインシュリンをリズミカルに放出している。このβ細胞の集団的な同期発火とランゲルハンス島の集団的なインシュリン放出のメカニズムもわかっていない。

このような現象のメカニズムについて考えるとき、実験データを見て考察するだけでは難しいため、理論の力を借りる必要がある。たとえば平均場モデルが参考になるかもしれない。このモデルでは、平均場は個々の成員の動きを支配すると同時に、逆に成員の動きの全体平均場をつくり出すと考え、それを「個と場の相互フィードバック」と呼んでいる。この「成員」を「ニューロン」に置き換え、「平均場」を「脳内の集合的な電気活動」と考えれば、脳内の集合的な電気活動は、個々のニューロンの動きを支配すると同時に、全体を制御すると考えることもできる。そこから、ニューロン集団がニューロン集団を制御するメカニズムのヒントが浮かび上がるかもしれない。

コンピュータのような機械から会社や大学などの社会的なシステムまで、人がつくってきたシステムは、ほとんどすべて最上位の制御中枢(コントロール・センター)をもつ。そして、制御中枢からの指令が一方向に流れることで、他の装置、あるいは集団や個人を制御している。しかし脳は、そのような人の設計思想を超えた、独自の自律的な制御方式を採用しているようである。それは、特定の指令所をもたず、集団が集団自身を制御するという、いわば「究極の民主主義」とでも呼ぶべき方式なのであろう。

なお、ニューロン集団の同期発火が生じるリズムの乱れが、統合失調症やうつ病などの精神疾患と関係していることを示唆する研究も多い。同期発火が正確な信号伝達に必須である以上、その変調が脳の不調につながっても、たしかに不思議ではない。

コラム1　ブレイン－マシン・インタフェースはなぜ難しいのか？

脳と機械をつなぎ、思ったとおりに機械を動かすシステム、すなわちブレイン－マシン・インタフェース(BMI)の研究が本格化してからすでに20年以上が経過した。しかし、いまだ実用化には至っていない。動物実験もヒトの臨床試験も着実に進展しているが、一部で期待されていたほどには簡単ではなかった。しかし、これは「まだ20年しか経っていない」というべきであり、早期に実用化すると期待する方が、そもそもまちがっていたのである。なぜなら、BMIが必要とする信号、つまり覚醒している動物やヒトの脳内で生じる活動の実態が、機械を動かす信号源として利用できるほどには十分解明されていないからである。

電気生理学、特に慢性記録の実験経験がない一部の研究者は、脳の活動がまるでコンピュータの動作のように定常的で安定していると誤解している。あるいは、運動野のニューロンと身体の筋肉が一対一でつながっており、ニューロンの発火と運動が完全に対応していると考えている。また、ニューロン集団の発火よりもはるかに不安定で不確実な脳波でBMIが実現できると考えた研究者もいた。しかし、同じ運動が常に同じニューロンの活動から生じるわけではない。また、同じニューロンが活動しても、常に同じ運動が生じるわけでもない。一つの運動には、毎回少しずつ異なるニューロンの集団が関わっているのである。これは脳の非常に重要な特性であるが、実際に実験すれば誰でも確認できる事実である。

また、すでに本章で述べたように、ニューロンの発火は不安定であり、ニューロン間の信号は確率的にしか伝わらない。これはニューロン集団の発火も確率的にしか生じないことを意味している。このような確率的な発火を動物やヒトの意図や意思と対応させて検出することは、脳科学における情報表現や情報コーディングという大きな研究テーマの一部であり、半世紀以上にわたり世界中で研究が進んでいる。その成果がBMIには必要であるが、しかしまだ、まったく不十分であり、簡単には得られそうにない。

脳の中に現れている意図や意思を、ニューロン集団の発火として検出するというのは、心を脳内の活動として特定し検出することを意味する。脳科学の最終的な目標が心の生物学的・物理学的な解明であるならば、これは脳科学の究極目標といってもよい。それを目指して、１９７０年代後半あたりから、神経回路を構成する多数のニューロンの発火を同時記録し、そこから特定の情報を読み取ろうとする研究が少しずつ進展してきた。

１９９９年に出版されたＢＭＩの最初の本格的な研究論文は、そのような半世紀にわたる研究の延長線上に登場したということを、正しく理解しておく必要がある。実際、その後に発表されたＢＭＩの動物実験においても、サルが腕を動かす際の意図に対応した発火は、運動野の中に広く分散したほとんどのニューロンで見られ、しかもどのニューロンの発火も確率的であった。またヒトの臨床試験においても、機械を動かそうとした際の運動野のニューロン集団の発火は確率的で変動があり、同じニューロン集団から検出していても、それでうまく機械を操作できる日もあれば、できない日もあったという。

このような分散的で確率的なニューロン集団の発火と、意図や意思という心を対応させることでＢＭＩは実現できるのであるが、それは今後の脳科学の進展次第である。

第2章

まちがえるから役に立つ

——創造、高次機能、機能回復

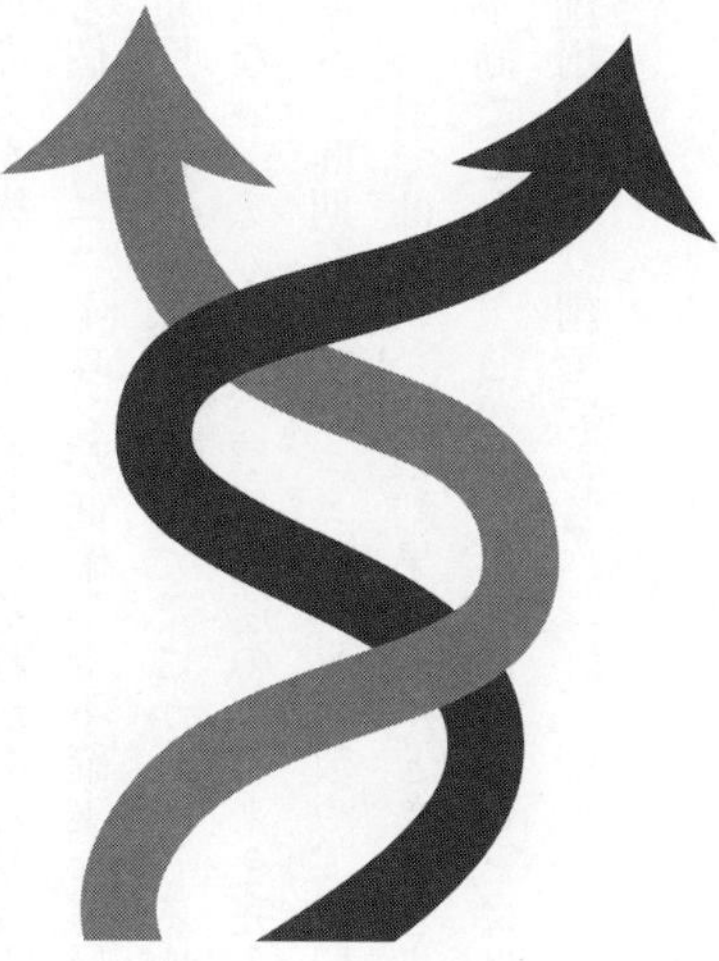

1　脳活動のゆらぎと創造

脳は個々のニューロン間の低確率で不確実な信号伝達を、ニューロン集団の同期発火で補っている。そのため脳は絶え間なく自発的な同期発火を繰り返しており、それがあるリズムをもつゆらぎとして現れる。しかし、集団をつくる個々のニューロンが低確率で不確実な信号伝達により発火していることは変わらないため、集団の同期発火にも、またそこから生じるゆらぎにも、ある程度の変動が生じることは避けられない。そのため、信号伝達のエラーを完全に排除することはできず、またエラーが起こる確率も、同期発火するニューロンの数や、信号の受け手であるニューロンの状態で変化するため、一定ではない。その結果、人がときどきまちがえることは避けられず、いつまちがえるかも予測できない。しかし、まちがえることにはメリットもあるらしい。それは新たなアイデアの創出、つまり創造である。

絶え間ない自発的なゆらぎ

大脳皮質にあるニューロンのほとんどは、普段からパラパラと発火しており、それを自発発火と呼ぶことはすでに述べた。たとえば視覚野や聴覚野のような、外界からの刺激を受けて発火すると思われている感覚野のニューロンでさえ、刺激がないときでも発火を繰り返している。発火頻度は覚醒している脳ではだいたい数ヘルツ（1秒間に数回）であり、発火の間隔には明確な規則性がない。なぜ自発発火が起こるかといえば、一つのニューロンにはだいたい数千のシナプスがあり、その一つひとつに他のニューロンの自発発火による数ヘルツの信号が「常に」届いているからである。仮に信号を送るニューロンの自発発火を5ヘルツとし、その信号を受け取るニューロンにシナプスが5000あるとすると、毎秒2万5000回もの信号を常に受け取っていることになる。当然、そのような膨大な信号は、受け取ったニューロンの膜電位を常に変動させ、多数の信号が偶然重なって到達すると、膜電位が閾値を超え発火が生じる。

このようにして、ほぼすべてのニューロンが不規則な自発発火を繰り返しているが、不規則といっても、ニューロン集団で見ると、完全なランダムではない。ニューロンは集団で同期発火することも多く、そこにリズミカルなゆらぎが見られるからである。そのようなゆらぎは、同期発火を生むニューロン集団の膜電位の変化を見ると、よりはっきりとわかる。

たとえば、膜電位に反応する電位感受性色素を用いることで、ネコの視覚野にあるニューロ

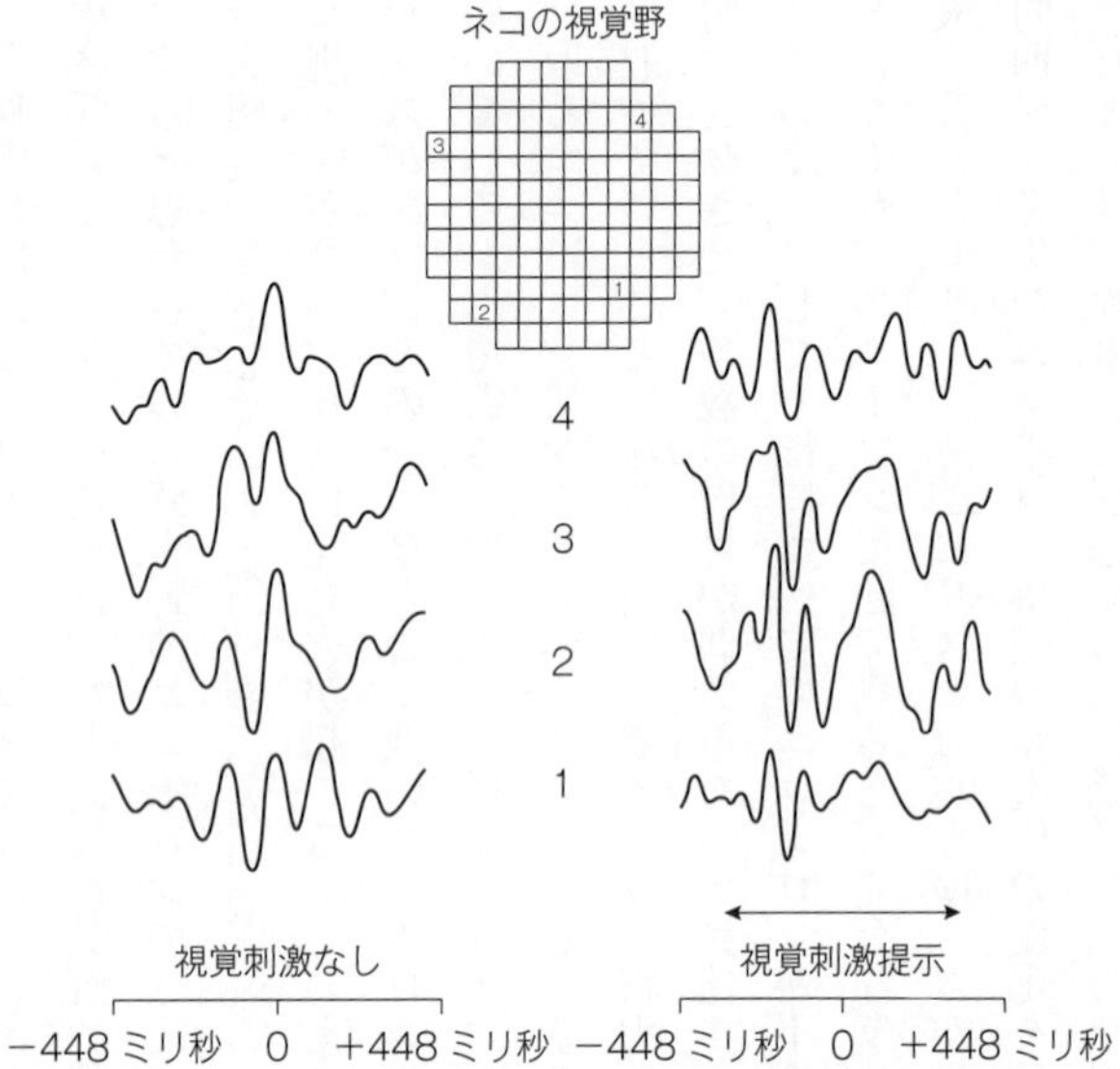

図 2-1　ネコの視覚野ニューロン集団の同期的でリズミカルな活動．視覚野の格子の 1 マスは 0.2 mm 四方を表す．その下に，マス目の各番号から記録された膜電位が番号ごとに並ぶ．左側が視覚刺激がないとき，右側が視覚刺激を提示したときの膜電位である (Arieli et al., 1995 より改変)

ン集団の膜電位の変化をいくつかの部位から同時記録した研究がある。それによると、膜電位のリズミカルなゆらぎが、視覚刺激のないときでも常に自発的に生じていたという。そのようなニューロン集団による現在進行中(on-going)の活動や自発的ゆらぎは、視覚野内のかなり離れた集団間でも同期して生じていたという(図2-1)。もちろん、視覚野のニューロン集団であるから、ネコに視覚刺激を見せると活動も強くなったが、その変化は自発的な活動の2倍程度にすぎなかった。感覚野のニューロンというと、刺激がないときは沈黙しており、刺激が入ってきたら発火するというイメージがあるが、実際の脳ではそのようなことはないのである。

ただし、この研究は電位感受性色素による色の変化を正確に読み取るため、ネコに麻酔をかけて頭部が動かないようにしていた。麻酔は脳のリズミカルな活動を増大させることがあるため、覚醒している脳でも起きているかどうか、はっきりしなかった。しかし、最近の研究により、覚醒している動物の視覚野でも同様の自発的ゆらぎが生じており、しかも視覚野だけでなく、脳全体で広範に起きていることもわかっている。

脳全体で常に自発的でリズミカルな同期発火が生じているということは、実はそれほど驚くに当たらない。なぜなら、わたしたちの頭皮に電極を貼りつけて脳波を記録すれば、脳のどこから記録しても、またわたしたちが何をしていようとも、ゆらぎをもつリズミカルな脳波が記録できるからである。頭部のどんな小さな部位であれ、脳波のリズムが完全に消失することは、普段の状況ではほぼあり得ない。

ただし、頭皮上脳波は、頭皮に貼りつけた記録電極と脳の間に頭蓋骨という電気を通しにくい物体があるため、脳の活動を正確にとらえることはできない。しかし、それでもリズミカルな脳波が現れるということは、脳の中で、ニューロンの大集団の同期発火と、それを生み出す膜電位の同期的な変動が常に起きていることを意味している。なお、脳のさまざまな部位で現れる自発的ゆらぎは、何の課題も行っていない普段の活動という意味で、デフォルト脳活動と呼ばれることもある。そしてデフォルト脳活動を現す複数の脳部位は、さらに互いに同期して活動することもあるため、それらはまとめてデフォルト脳活動ネットワークと呼ばれている。

自発的ゆらぎとエラー

脳の自発的ゆらぎとさまざまな課題のエラーとの関係を見た研究は、これまで数多く報告されている。ただし、そのほとんどはヒトを用いた実験であるため、ニューロン集団の同期発火や膜電位の変化を直接計測してはいない。頭皮上から記録する脳波や、強い磁場をもつ特殊な装置内にヒトを入れて計測する、機能的磁気共鳴画像（ｆＭＲＩ）を用いている。

頭皮上脳波は、先に述べたように頭蓋骨を介して現れるため、脳の表面の活動しかわからず、空間分解能、つまり記録している脳表面の範囲もほぼセンチメートル単位でしか特定できない。しかし、精度はやや低く、しかも間接的ではあるが、ニューロンの大集団の同期発火と膜電位の同期的変化をリズミカルな波形として、リアルタイムかつ簡易に計測できる。

一方、fMRIは、脳の内部の活動も計測でき、空間分解能も標準的な装置で数ミリメートル以内と高い。しかし、やはりニューロン集団の発火を直接計測しているわけではなく、ごく簡単にいえば、ニューロンの発火に伴い必要となる新しい血液(酸素を運ぶヘモグロビンを多く含んでいる)の増減を測っているにすぎない。つまり、血流というゆっくりした現象を測定しているため、ニューロン集団の発火よりも数秒の遅れがある。また、計測には、高磁場で騒音も激しい狭い装置内に頭を入れ、動かさないことが必要であるため、慣れないと緊張することも多く(特に閉所恐怖の人は無理である)、狭い装置内で行える課題も限られている。それでも、空間分解能が比較的高く、多くの脳部位の活動を正確に計測できるという利点から、先に紹介したデフォルト脳活動などの自発的ゆらぎの研究にも、現在はfMRIが最もよく使われている。

fMRIを使い、脳の自発的ゆらぎと課題中のエラーとの関係を調べた研究として、たとえば、フランカー課題を行っているときの脳活動を測定した実験がある。フランカーとは、ラグビーやアメリカンフットボールの試合で、チームの両側に配置される選手たちのことである。この課題は単純で、目の前にあるディスプレイの中央部分に瞬間的に表示される矢印が、右向きのときは右手のボタンを、左向きのときは左手のボタンを、それぞれできるだけ早く押すというだけである。ただし、中央に矢印が表示される直前に、その両側の位置にフランカーのごとく、複数の矢印が瞬間的に表示されるのであるが、それらの向きが、そのすぐ後に表示される中央の矢印と同じときと逆のときがある。そして、同じ向きのときには、中央の矢印の向きは正しく判断され、まちがえることはなかったが、逆向きのときは、中央の矢印の向きを判断する際に混乱が生じ、まちがえることが多くなった。この課題の工夫は、中央の矢印の表示を瞬間的(0・03秒)にしてわかりにくくしたことと、惑わすためのフランカー矢印の数を多くし、表示時間もやや長くした(0・08秒)ことである。

そして、課題中のfMRIの結果を見ると、前頭前野や補足運動野などの広範な部位の活動が、まちがったボタンを押してエラーとなったときには、その30秒以上前から変化していたという。つまり、脳の活動を見ていれば、矢印が表示されてボタンを押すほぼ30秒も前からエラーを予測できたという。また、そのようなエラーを予期する活動を示す脳部位は、自発的なゆらぎを一緒に示すデフォルト脳活動ネットワークの部位とほぼ重なっていたという。

この結果は、脳の活動がエラーを予期したということだけではなく、自発的なゆらぎを含む特定の活動が現れているときに課題を行うと、エラーが起こりやすいということを意味している。

また、心理学でよく使われるストループ課題を行っているときにfMRIを測定した研究もある。ストループ課題とは、ある情報について答えさせる際、それと矛盾する、または一致する他の情報も同時に与え、解答時の正答率や反応時間を比較する課題である。

一番多く用いられている方法は、カードに書かれた文字の「色」を答えさせるやり方である。たとえば赤という文字が赤色で書かれているときのように、文字と色の情報が一致している場合と、黒という文字が赤色で書かれているときのように、文字と色が異なる情報である場合を比較する。当然、後者の方がまちがえやすく、また、赤と正答した場合でも、判断に迷いが生じるため反応時間が長くなる。そしてこの課題中のfMRIを計測したところ、カードを見たときの脳活動よりも、カードが提示されるよりも前に現れている前頭前野や帯状回などの自発的ゆらぎの変化を見れば、その後、カードを提示されて答えるときの反応時間を予測できたという。

もちろん、このようなヒトのfMRIの研究では、脳の中で実際に起こっている現象を詳細に知ることはできない。脳のある部位の血流量が他の部位と比べて増えたのか減ったのかがわかるだけであり、しかもほとんどの場合、増減はそれ以前の数パーセント以内である。また、そのような血流量の変化は、その部位で生じているニューロン集団の発火よりも数秒の遅れがあり、時間的な情報は不正確である。しかし、連続して生じている自発的ゆらぎがあることは、

fMRIのデータからでも十分わかることであり、それがニューロン集団の同期発火の自発的ゆらぎを表していることもまちがいない。ニューロン集団の同期発火が信号をより確実に伝えていることを考えれば、その自発的ゆらぎによって信号伝達の精度が左右され、その結果、エラーが生じたり生じなかったりしても不思議ではない。

まちがえるからアイデアが生まれる

脳の信号伝達は確率的であり、しかもその確率はニューロン集団の同期発火がゆらぐことで刻一刻と変動している。わたしたちの脳は、常にそのような状態で毎日働いているらしい。そうであれば、時には信号の伝達がうまくいかず、まちがいが起きてしまうのは当然であろう。どんなに頑張ってもまちがってしまうこと、そして序章で述べたように、「集中しろ」「気合を入れろ」「緊張しろ」と呼びかけるだけの精神論がほとんど無力であることも、きわめて当然である。大事なことは、ヒューマンエラーの専門家たちが述べているように、まちがいは必ず起こるということを前提にして、それを減らすための具体的な工夫をすることである。

実はこの「工夫をすること」、つまり新たなアイデアの創出に、まちがえることが大いに関係している可能性がある。図2-2は、問題の入力→処理→答の出力、というプロセスを、コ

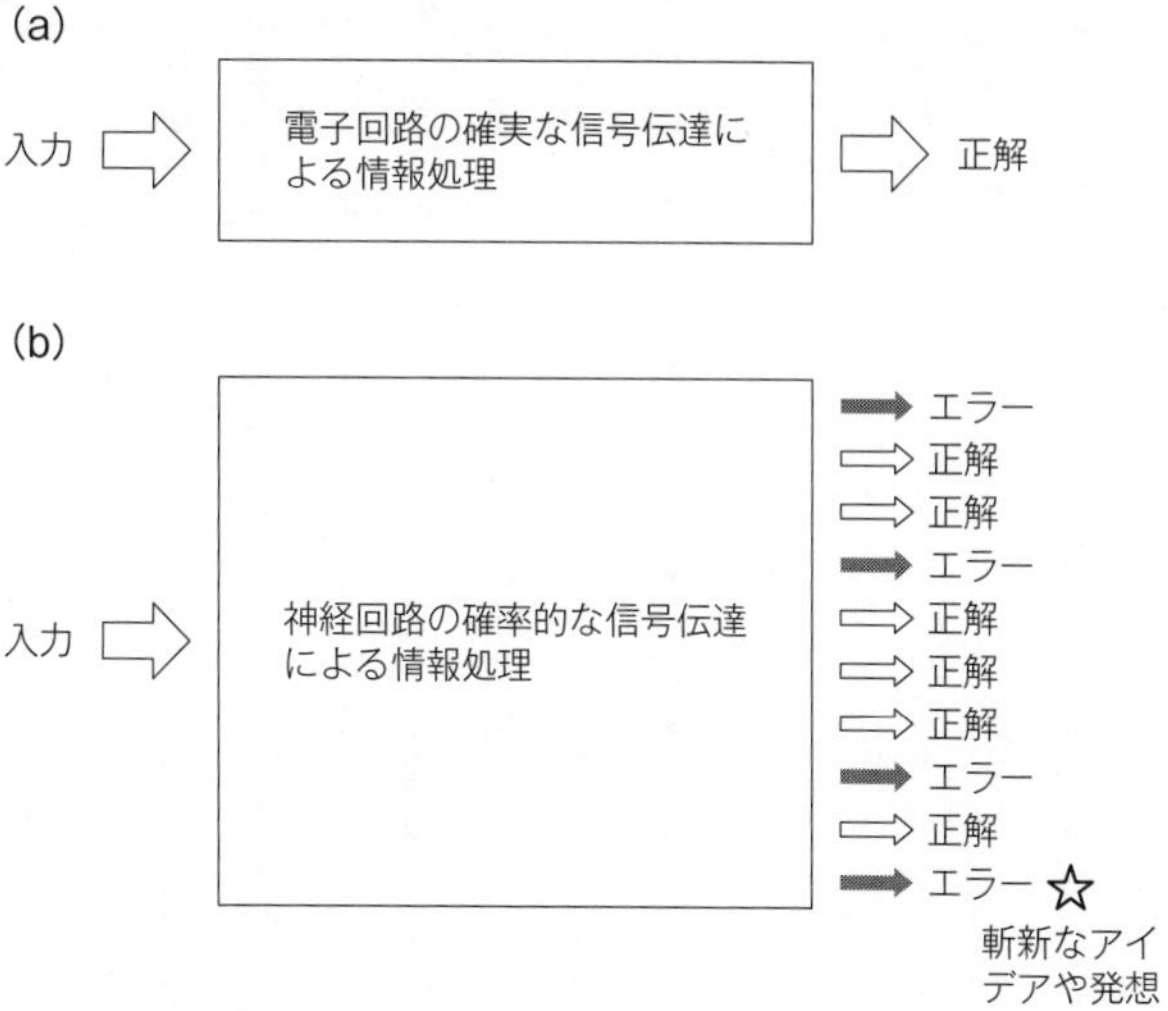

図 2-2 コンピュータ(a)と脳(b)における入力―処理―出力の関係

ンピュータと脳に分けて描いた模式図である。コンピュータでは、ある問題の入力に対し、プログラムにより確実な信号伝達と情報処理が行われるため、正解のみが出力される(図2-2a)(もちろん、プログラムがまちがっていればエラーが出力される)。入力-処理-出力の関係は一義的に決まっており、意外な出力はあり得ない。しかし脳では、ある問題が入力されたとき、信号の伝達と処理は確率的である。膨大な数のニューロンがつながった神経回路のどこに信号が伝わるかは一義的に決まっていない。もちろん、すでに述べたように、ニューロン集団による同期発火が働くため、まったくランダムに信号が伝わるわけではなく、正確に神経回路を伝わり正解を出力することが多い。だからわたしたちは、ほぼ無難に毎日を過ごすことができる。

しかし、ニューロン集団の同期発火も常に自発的にゆらぎ変動しているため、ときどき信号がきちんと伝わらなかったり、意外な神経回路を通ったりすることがあり、ある確率で予期せぬエラーが出力される（図2-2b）。つまり、脳はある確率で意外性のある答を出すようになっている。それらの多くがエラーとなるのであろうが、今までになかった有用な答、つまり斬新なアイデアや発想が出力される可能性もあるにちがいない（図2-2b）。なぜなら、たとえほとんどがエラーとなっても、たくさんの多様な答を出さなければ、斬新なアイデアや発想も出てこないことを、わたしたち自身も、また発明王やアイデアマンと呼ばれている人たちも、実感してきたからである。

失敗は創造のもと

発明といえば必ずトーマス・エジソンの名が挙がる。その生涯で2186件の特許を残した（ちなみに現在の特許取得件数のギネス記録は、半導体エネルギー研究所代表の山﨑舜平氏がもつ1万1353件である）。同時に、多くの格言も残しており、失敗にまつわるものも多い。「わたしは失敗したことがない。ただ、1万通りの、うまくいかない方法を見つけただけだ」は有名であるが、他にも「わたしは決して失望などしない。なぜなら、どんな失敗も新たな一歩となるからだ」「それは失敗じゃなくて、その方法ではうまくいかないことがわかったんだから成功なんだよ」「失敗したわけではない。それを誤りだといってはいけない。勉強したのだといいたまえ」などもあり、少し長いが「わたしの発明はすべてそうだった。第一歩は直感だ——まず、ぱっとひらめき、それから数々の難問が浮かび上がってくる。何かがうまくいかなくなり、次に、また別の問題が起こる。バグだ。その手の小さな欠陥や難点は、そう呼ばれている」というものもある。

エジソンは典型的な理数系の天才であるが、理数系以外には学習障がいを示し、特に言語能力が低く、失語症の症状さえ示していたという。そのため上記の格言も、本人がいったことを正確に再現しているかどうかわからないが、どれも内容はほぼ同じである。要するに、多くの失敗、つまりエラーの中から発明が生まれるということらしい。このことは、「失敗は成功のもと」や「失敗は成功の母」という有名な格言もあることから、わたしたちの社会では、きわめて当然のこととして広く受け入れられているが、脳の信号伝達の実態から見ても、きわめて当然といえる。脳の信号伝達は不確定で確率的であるため、必ずまちがいも起こるが、多くのまちがいの中から、斬新なアイデアつまり創造も生まれるということである。

　このような脳が創造を生むプロセスは、生物の進化のプロセスと似ているかもしれない。生物の進化は、親から子へ伝わる遺伝子のコピーミスの結果、それまでにない形質(突然変異)が子孫に現れることから始まる。そのような遺伝子のコピーミスは偶然起こるものであるが、自然界では、ある程度の確率で必ず生じる。そしてコピーミスから生じた突然変異をもつ個体のほとんどは、生物の適応という点ではエラーとなり、環境に適応できず消失してしまう。しかし、稀に環境への適応力がより優れている個体が現れることがあり、この個体がさらに子孫を増やしていくことで進化が起こる。つまり、進化とは偶然の結果にすぎないが、その偶然が起こるためには、生存できず消えてしまう多くの突然変異が必要なのである。

　なお、ヒトが創造性を生むための仕組みを、このような進化のプロセスになぞらえた「進化思考」という考え方がある。つまり、突然変異の良し悪しは、最初はわからず、ほとんどは単なるエラーとなり消えていくが、時として生存に有利な個体も生み出すという事実から、アイデアの良し悪しも最初はわからないが、偶然に任せエラーとなる覚悟でどんどん出していくと、時としてヒットするアイデアが出てくるという考え方である。脳の信号伝達の実態は、この考え方を支持している。

正解だけを求める教育現場

もちろん、脳の信号伝達について何も知らなくても、「失敗は成功のもと」であることは多くの人が知っている。しかし、この当然のことが教育現場で実践されているかというと、残念ながら心もとない。成長期の小・中・高校生たちに試行錯誤させながら、つまりさまざま失敗を許しながら斬新な発想を出させるような余裕が、学校現場では失われているように思える。特に都市部では、多くの子どもたちが小学生の頃から学校と塾のダブルスクールに通っており、その目的はたった一つ、受験対策である。難解な問題にできるだけ早く正解するための訓練を、毎日夜遅くまで繰り返している。それが大学入試まで、長い場合は10年以上も続く。「与えられた指示に従いできるだけ早く正解を出す」という訓練を長年受けてきた若い人たちに、いきなり「まちがってもよいから独自の考えを出せ」といっても、たしかに難しいであろう。

事実、筆者を含め多くの大学教員が実感しているであろうが、授業中、あるいは授業後に、自ら質問したり意見を述べたりする学生はきわめて少ない。こちらから意見をいわせようとしても、沈黙するか、当たり障りのない発言しか返ってこないことが多い。以前、「ハーバード白熱教室」という番組に触発されてだったように思うが、国内の大学でも学生に次々マイクを渡して発言させている授業をテレビで観たことがあるが、マイクを渡された学生たちの迷惑そうな表情やこわばった顔が印象的であった。その表情から、まちがうことを非常に恐れている様子が見て取れた。このような傾向はいわゆる有名大学でも同じくあり、筆者が20年近く勤めた京都大学でも、学生が質問したり意見をいうことは大変少なかった（筆者の授業がつまらなかったことが一番の理由かもしれないが）。そのような学生たちを見ていると、二十歳前後で早くも「守りに入っている」という感じがしてならなかった。もちろん、学生たち自身に責任があるわけではない。常に指示を与え、無駄なことはさせず、効率的に勉強することだけを求めてきた教育環境に責任があることはいうまでもない。最近の学生は「指示待ち」が多いと嘆く大学教員が多いが、長年にわたりそのように教育されてきた結果であることを理解してあげるべきである。

せめて大学ではゆとりをもたせ、多くの失敗を許容する環境を与えてもよいと思うが、大学も最近はすっかり「真面目」になってしまった。学生ごとにＧＰＡという成績の平均値を出し、まるで高校のように順位をつけている大学も多い。アメリカの大学は厳しく、学生も真面目に勉強しているということで、それを見習いＧＰＡなどの制度を導入しているらしい。しかし、あのように暴力と犯罪が蔓延し、世界でも断トツの超格差社会をつくってきたアメリカの大学教育がそんなに素晴らしいのか、大いに疑問である。入学後も成績の順位に翻弄され、早くも3年目から就職活動に奔走している学生たちを見ていると、本当に気の毒でならない。

ちなみに、毎週1回講義に行っていた私立大学は、たしかに有名大学ではあったが、受験勉強だけで入ってくる学生ばかりではなく、多様な入試により多様な学生が入っていた。毎回、授業が終わると、すぐに何人もの学生が前に走り寄ってきて、次々と質問したり自分の考えを述べたりしてくれた。それらはけっこう的外れでまちがっていることも多かったが、そのまちがいを恐れない積極的で元気な姿勢は非常に好ましかった。また、自分の授業が(多分)それほどつまらないわけでもないという自信も与えてくれて、大変ありがたかった。今でもその頃の学生たちには感謝している。

2　記憶はまちがえてこそ有用である

ニューロン集団の同期発火に加え、脳は信号伝達の確率をさらに向上させる方法を備えている。それは記憶である。わたしたちは学習により記憶を形成することで、覚えた刺激や似た刺激が再度入力されたとき、あまりまちがえることなく同じ結果を出力できる。たとえば、知らなかった英単語でも、学習によりその意味をいったん記憶すれば、同じ単語を見たときに正しい意味をすぐ思い出すことができる。ただし、記憶も確率的な信号伝達によりつくられ再生されるものであるため、やはり不安定であり、覚えたことをそのまま再現できるとは限らず、忘れたりまちがえたりすることも多い。しかし、まちがえることが創造性を発揮するためには不可欠であるように、記憶が不安定でまちがえやすいことも実は役に立っており、それがいわゆる高次機能にとって不可欠であることがわかっている。

記憶とは何か？

記憶を一口で定義すると「経験に基づく行動の変容」であるが、「同じ刺激入力に対し同じ結果を出力する」ことともいえる。いくらニューロン間の信号伝達が確率的であるからといって、以前、自分をひどい目にあわせた敵が近づいてきたとき、ときどきは逃げないことがあるようでは、生存上不利であることはまちがいない。しかし、敵をしっかり記憶しておけば、その姿が見えたら毎回逃げることができる。そのためには、敵という刺激が入力されたら、逃走という行動につながる神経回路を信号が確実に伝達されなければならない。このように、記憶を脳から定義すると、「特定の神経回路をつくるニューロン間の信号伝達の確率が高くなった状態」といえる。

このような信号伝達の確率を上げる方法として、ニューロン集団の同期発火があることはすでに何度か述べた。その際、動物が学習、つまり記憶を形成する際、海馬や大脳皮質でニューロン集団の同期発火が現れることも詳しく紹介した。記憶を形成するには、ニューロン集団の同期発火が必要なのである。また同時に、そのようなニューロン集団の同期発火は、記憶が形成されつつあるときによりはっきりと現れ、学習がさらに進み、記憶が十分形成された後は、逆に減少することも紹介した。このことは、記憶が十分形成されてしまえば、多数のニューロンによる同期発火がなくても、特定の神経回路を高い確率で信号が伝わることを意味している。つまり、その回路を構成する個々のニューロン間の信号伝達の確率が向上し、少ないニューロンからの信号であっても、シナプスを介してそれを受け取ったニューロンが高い確率で発火するようになる。

結局、記憶の形成とは、信号を受け取るシナプス後ニューロンの感受性の増大ということになる。そして、このことを裏づけるような研究成果も着実に増えている。

シナプスで起こる変化

ニューロン同士の接合部であるシナプスでは、信号を受け取ったニューロンの膜電位が上昇し、つまり興奮性シナプス後電位が生じるが、多くのニューロンから同期した信号を受け取ると、それがさらに上昇することはすでに述べた。しかし、一つのニューロンからの信号であっても、一定時間にわたり高頻度で受け取ると、その後長時間にわたり膜電位が上昇しやすい状態となり、その後一つの信号を受け取るだけでも大きな興奮性シナプス後電位が生じるようになる。この現象を長期増強(LTP)と呼ぶ。LTPは1960年代に発見され、1970年代に発表された論文で一躍有名になった現象である。シナプスでの信号伝達の確率を向上させることから、当時から記憶の重要なメカニズムとして考えられていた。しかしこの現象は、脳のスライス標本や培養された神経回路では、よりはっきりと観察されるが、覚醒した動物の脳に電極を刺して調べてみると、刺激部位と記録部位の位置に関する精度の問題もあるかもしれないが、LTPが1時間以上持続したデータは全体の25パーセントほどしかなかった。また、入力である高頻度刺激は人工的な電気刺激であるため、生きて働いている脳が記憶をつくる際、本当にLTPが起きているかどうかも不明であった。

しかし、LTPが実際に記憶形成に関わっているらしいことを示す状況証拠は揃いつつある。

たとえば、LTPを起きにくくする薬剤を脳に投与された動物は、実際に記憶を形成しにくくなり、また、学習により記憶を形成した後の動物の脳では、LTPが起こりやすいことがわかっている。

それでも、LTPが持続する数時間という長さは、ヒトや動物が記憶を保持している時間と比べるとあまりにも短すぎる。そのため、LTPがさらに何らかの構造的な変化をシナプス後ニューロンの細胞膜に引き起こすことで、数カ月や数年という長期間にわたり、そこの膜電位が上昇しやすい状態が持続し、信号が伝わりやすくなるのではないかと考えられてきた。この予想は、生きている脳内のシナプスの状態を高解像度で撮影できる二光子顕微鏡の登場により、証明されつつある。信号を受け取るニューロンの樹状突起には、数千ほどのスパイン（棘）と呼ばれる、文字どおり棘のような小さな構造物がある。その細胞膜が、送られてくる神経伝達物質を信号として受け取るのであるが（図2-3a）、このスパインが、高頻度の信号を受け取ると大きくなることがわかったのである（図2-3b）。つまり、信号の受け皿が大きくなることで、その後、信号が来ると大きな興奮性シナプス後電位が起き、発火が生じやすくなる。さらに最近の研究では、高頻度の信号が続くと、スパインはさらに大きくなり、シナプス前ニューロンの軸索終末に接触し、それを押すようになることもわかってきた（図2-3c）。これにより、シ

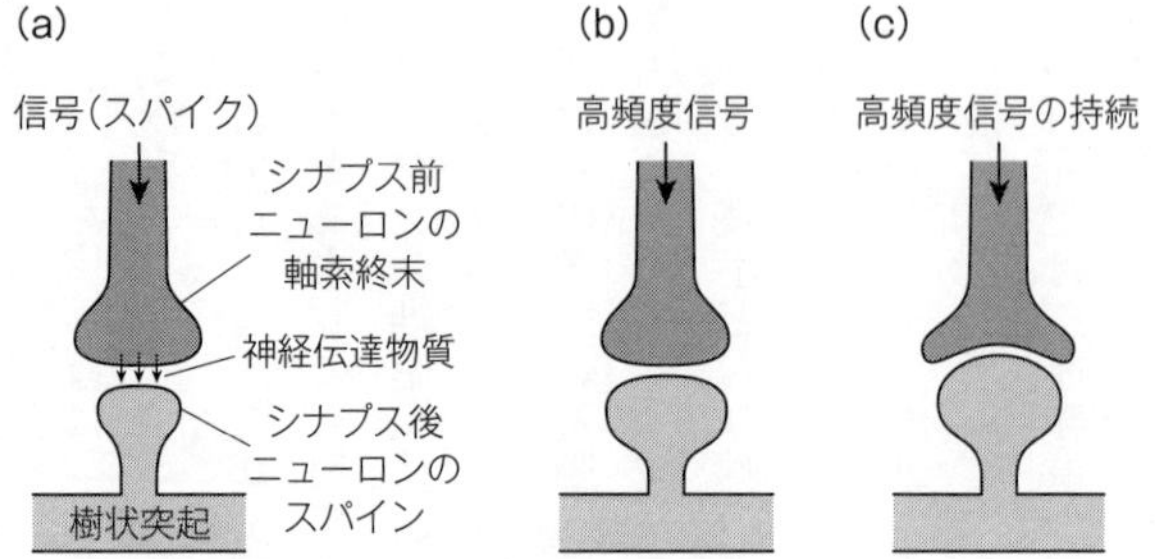

図 2-3　高頻度信号で生じるスパインの変化

ナプス前ニューロンから神経伝達物質がより放出されやすくなるという。

一方、信号が低頻度で散発的に届くという状況では、受け取ったシナプス後ニューロンの膜電位が十分大きくならないため、ほとんど発火することがない。つまり、信号が入力しても次のニューロンにはほとんど伝わらないことになるが、このようなことが何回も続くと、シナプス後ニューロンのスパインはどんどん小さくなり、いっそう信号は伝わりにくくなるという。このようにシナプスでは、信号の伝達に寄与したスパインは大きくなることで、さらに信号を伝えるようになり、寄与しなかったスパインは小さくなることで、さらに信号を伝えにくくなるという現象が起きているらしい。それが「入力信号が特定の経路のみを流れる」という記憶の神経回路を形成していると考えられている。

これらは、既存の神経回路内の特定の経路を信号が流れやすくなるためのメカニズムであり、記憶をつくる際には頻繁に起きている現象らしい。一方、新たな記憶をつくる際に、新たなニューロンが生まれたり(神経新生)、軸索が伸びて新たな経路がつくられたり(発芽)などして、まったく新しい神経回路がつくられることもある。それらはスパインの変化のように短時間で生じることではなく、長いときには数日から数週間かかる現象であるため、長期間かけて形成する記憶のみに関わることかもしれない。

脳はハードディスクではない

記憶の神経回路を構成するニューロンを同定しようとする研究もある。そのようなニューロンは、記憶痕跡(エングラム)をつくるニューロンという意味で、記憶痕跡細胞(エングラムセル)と呼ばれている。それを見つけるために使われているのは、光遺伝学(オプトジェネティクス)という技術である。

まず、高頻度で発火したニューロンにのみチャネルロドプシン2というタンパク質がつくられる特殊なマウスを、遺伝子を改変することでつくる。このチャネルロドプシン2をもつニューロンは、青い光があたると発火する性質がある。実験では、まずマウスを実験箱Aに入れて電気ショックを与える。すると、恐怖を表すすくみ反応を示す。これは、実験箱Aが怖い環境であるという記憶を形成させる手続きであり、これを恐怖条件づけと呼ぶ。そして翌日、マウスを同じ実験箱Aに入れたところ、すくみ反応を示すが、異なる実験箱Bに入れたときは、すくみ反応を示さなかった。つまりマウスは、恐怖体験をした実験箱Aをしっかり記憶していたことがわかった。

しかし、怖くないはずの実験箱Bにいるマウスの海馬に青色光を照射したところ、すくみ反応を示した。その理由は、前日の実験箱Aで電気ショックを受けた際に、海馬のニューロンが高頻度で発火し、そこにチャネルロドプシン2がつくられたことにある。その海馬のニューロンを青色光で再度発火させたことで、実験箱Bの中でも恐怖の記憶がよみがえり、すくみ反応を示したのである。つまり、恐怖の記憶をつくる際に発火したニューロンが、その記憶を保持するニューロンとなり、それがエングラムセルだという。

このエングラムセルは一つではなく多数存在しており、それが集団として記憶をコード(符号化あるいは表現)しているという。このようなニューロン集団は、1949年に心理学者ヘッブ(D. O. Hebb)が提唱したセルアセンブリ(細胞集成体)なのかもしれない。

セルアセンブリとは、記憶などの情報をコードするニューロン集団であり、そこに含まれる多数のニューロンは同期発火することで機能的に一体化し集団を形成する。同期発火しないときは集団とはならないため、固定的なイメージが伴う回路というよりは、集成体という用語が相応しい。

このようなエングラムセルの研究は、現在に至るまで数多く報告されている。それでは、すべての記憶がエングラムセルとして形成され保持されているのであろうか？　たしかに恐怖記憶のような生存を左右する記憶は、１回の電気ショックで形成されるのも当然であり、そのときの恐怖反応がそのまま記憶として再現されるため、エングラムセルの形成で説明できる。これはいわば、ハードディスクに保存した情報をそのまま再生することと同じである。しかしその他の一般的な記憶は、１回で形成されるとは限らず、繰り返しの経験で徐々に形成されることも多い。しかも思い出すまでに、あるいは思い出すたびに、大きく変容することが心理学の実験でわかっている。記憶する情報がそのままエングラムとして残るのであれば、それはハードディスクに情報を保存して読み出すことと同じであるが、それでは、脳がたやすく実現している記憶独特の働き、たとえば、多数の記憶に基づく新たな概念の形成などが説明できない。

心理学では、日常的な記憶は、情報をそのまま記銘し保持するだけにとどまらず、情報を処理することと一体化して働いていることを、多くの実験で示してきた。たとえばチェスの名人は、実際の対戦で起こり得る駒の配置、つまりルールに従った配置は一目見ただけで覚えるが、実際にはあり得ないルールを無視したでたらめな配置は、一般人と同じ程度にしか覚えられないという。駒の配置の記憶は、チェスをするという情報処理と一体化して記憶されるのである。

記憶はたいてい不正確

しかも、何かを覚えたとき、ほとんどの場合、そのままの形で記憶されるわけではない。記憶しやすいように変換されることがわかっている。たとえば、まず"He gives her a beautiful flower"というような簡単な英文を読んで聞かせ、その2分後にそれと同じ内容の英文を、元と同じ文のままか、異なる態(能動態→受動態または受動態→能動態)つまり"She is given a beautiful flower by him"に変えて聞かせる。そして、その内容が元の文と同じか違うかを判定させる。すると、もちろん同じ文のままで訊かれた方が判定は容易であり、元の文を聴いた直後に訊かれると、異なる態の文よりも早く判定できる。しかし、元の文を聴いてから2分後に訊かれると、異なる態の文に変わっていても、判定に要する時間は変わらなくなるのである。つまり、元の文を覚えている2分の間、特に意図せずとも、文をそれが示す「意味」に変換して覚えていたことになる。記憶はすでに意味に変換されてしまっているので、受動態で質問されても影響はないのである。

あるいは、「脳裏に焼き付いた光景」などというい方があるように、見た光景は時として鮮明な記憶として残る。しかし本人はそう感じていても、記憶が正確なエングラムとして脳に焼き付くことはなく、時間の経過に従い、多かれ少なかれ歪むのである。このような記憶の歪みを簡単に引き出す心理学実験は多い。たとえば、もはや古典といってもよい有名な実験であるが、車同士が衝突する映像を学生に見せた後、しばらくしてからその光景を思い出してもらう。ただし、思い出してもらうときに、Aグループの学生には「車が激突(smashed)したとき、どのくらいの速さでしたか?」と質問し、Bグループの学生には「車がぶつかった(hit)とき、どのくらいの速さでしたか?」と質問した。そしてその後、両グループの学生に、車のガラスが割れたかどうか、さらに質問した。すると、Aグループでは、ガラスが割れたと答えた学生が多く、Bグループでは、ガラスは割れなかったと答えた学生が多かった。しかし映像には、もともと車のガラスは映っていなかったのである。Aグループの学生の脳では、車が激しくぶつかってガラスが砕けた場面が、Bグループの学生の脳では、車が軽く衝突してガラスが無事だった場面が、それぞれ記憶として思い出されたことになる。

このような、質問の仕方で記憶が変化してしまうという現象は、特に裁判で大きな影響をおよぼす。裁判での目撃証言が、その証言者の意図とは関係なく、尋問の仕方で変わり得るからである。検事や弁護士は、たとえ事実とは異なっていても、あえて有利な証言を引き出すように尋問の仕方を工夫することがあるという。

もしも記憶がコピーだったら

記憶が不正確であり、まちがいだらけであることは避けられない。しかし、勉強に明け暮れる受験生ならずとも、一度見たものや読んだものを、まるでコピーや写真のように覚えることができ、さらにそれをいつまでも忘れないとしたら、どんなに便利かと思うだろう。ところが、まるでコピーのような正確な記憶をつくる人たちが稀に存在するのである。

そのような記憶をもつ人たちの中で最も有名な人物は、１９２０年代、ソビエト連邦時代のロシアで見つかった「シィー」と呼ばれた青年である。彼は30歳近くになるまで、自分に特別な能力があるとは気づかず、そのきわめてまれな記憶力は偶然発見された。彼は当時新聞記者であり、上司の編集長は毎朝部下の記者たちに、取材先の住所や取材時間などについてこまごまと指示を与えていた。しかしシィーだけは、いつも何一つメモしなかった。それに気づいた編集長はシィーを叱責し、与えた指示の内容を問いただしてみたところ、彼はすべて正確に反復したのである。しかも、その当日与えた指示だけではなく、前日のぶんも、前々日のぶんも、先週のぶんも、すべてまちがいなく反復したという。

シィーが訪れた大学での検査は、驚くべき結果が出たことから、その後30年間にわたり続けられた。彼を担当し、後にソ連の神経心理学の大家となったルリア(A. R. Luria)が、その結果について詳細に報告している。たとえば50個ほどの数字がいくつもの列に並んだ表をシィーに3分間だけ見せてから隠した。すると、彼はその表に書かれていた数字を、次々と順番どおりに読み上げて再現した。読み上げる順番は、表の縦方向、横方向、対角線方向、それらの逆方向のすべて可能であり、その順番で読んだ50個の数字を50桁の一つの数字としていうこともできた。また、覚える材料が数字であっても言葉であっても、またそれらを見ても聴いても、まったく同じように覚え答えることができ、数字を50から70以上に増やしても同様であった。

さらにまた、シィーは本当に「いつまでも」忘れなかった。毎日、大学の研究室へ来て、いろいろな数字や言葉や音の系列を覚えたのであるが、数日前や数週間前どころか、数年前に一度覚えただけの系列も難なく再現できた。ある系列を覚えてから15年経った後、再度思い出してもらおうとしたとき、彼は次のように語ったという。「そうです。そうです。それは貴方(ルリア)のアパートでのことでした。貴方は机の前に座り、私は揺り椅子に座っていました。貴方は灰色の洋服を着ていて、そしてそのように私を見つめて……はい……貴方が私に話したことがわかります……」。そして、15年前に一度覚えただけの系列をそのとおりに再現したという。

シィーの記憶についてわかったことは、その容量が事実上無限であることや、時間が経過しても減弱しないことである。そして、覚える際に暗記する努力はまったく不要であり、見たり聴いたりした材料が、そのまま鮮明な視覚的な「像」として残ることである。いわば、覚えた材料がそのままコピーのように見えたのであり、たとえ耳で聴いた材料でも、何らかの視覚的な像に変換されて記憶されたという。このような記憶は直感像とも呼ばれ、現在でもその能力をもつ人が見つかることがある。小さな子どもに比較的多いらしいが、その子どもたちが大人へと成長するにつれ、直観像をつくる能力はほとんどなくなってしまうらしい。

コピーのような記憶は役に立たない

15年前見た数字や言葉の系列も正確に再現できるという事実を知った頃から、ルリアら心理学者たちは、シィーの記憶力を調べることにほとんど興味を失ってしまった。何をやってもコピーのように覚えてしまうのだから、たしかに無理もない。そこで心理学者たちは、逆に彼が「忘れる」ことができるのかという問題に関心を向け始めた。そしてわかったことは、彼は覚えることには何の努力も必要としないが、忘れることには多大な努力を必要としており、ほとんどの場合、うまく忘れることができず苦痛を感じているという不思議な事実であった。

彼は忘れるための方法をいくつも試した。外に書き出してしまえば記憶からは消えるだろうと考え、「忘れるために書く」という試みをしたり、書いたものを燃やし、その燃えていく光景を像として残すことで忘れようとしたりしたが、どれもうまくいかなかった。最後には、不要な記憶を像として出現させないための、一種の自己暗示に近い方法を見つけだすのであるが、わたしたちからみると、きわめて奇妙な努力である。

またシィーの記憶が抱える問題は、忘れることの困難さばかりではなかった。最も深刻な問題は、物語の内容を理解することが困難だったことである。彼は、個々の言葉の意味がわからないわけではなく、言語能力も一般人と比べ決して劣っていなかった。しかし、物語を聴かされたり読んだりすると、個々の言葉が視覚的像を次々と生み出し続けるだけで、全体のストーリー、つまり内容を理解できなくなってしまうという。シィーはそのようなとき、「他の人々は考えます。……しかし、私は実際に見るのです！……文が始まる……と像が生じます。さらに文が続けば……新しい像が。そしてさらに文が続けば、さらにまた……」と説明している。そしてルリアがある物語を読み聴かせているとき、彼は次のようにいった。「だめです。それあまりに多すぎます……語一つひとつが像を引き起こし、それらが相互にぶつかり合い、メチャクチャになります……まったく理解することができません……それに、貴方の声です……また斑点が生じます（雑音が入ったり気が散ったときには、像に斑点がかぶさってしまうらしい）……そして、何もかもが、入りまじってしまうのです」

特に詩や散文のように、言葉が具体的な事物を指すとは限らず、読み手の想像力にゆだねる部分が多い文章は、彼にはまったく理解できなかったという。同音異義語、比喩、隠喩など、やはり具体的な事物と対応しておらず、背後に別の意味を含んだいい方なども、彼にはわからなかった。

結局、コピーや写真のような記憶は、たしかに鮮明でいつまでも消えないが、強固で変わらないゆえに、分解されず、連合もせず、再合成もされず、新たな状況に合わせて変えることもできない。つまり、多くの記憶を必要とする判断、統合、思考などの高次機能に使う材料として活用することができない。シィーは、創造力や抽象的な思考力を完全に欠いていたのである。

このことから、ルリアも述べているように、記憶が不正確でありまちがいだらけであること、つまり、常に変容し続けることには、やはり大きなメリットがあることがわかる。面白い小説も、偉大な発明も、すべて記憶の不正確さのおかげである。物忘れや思い違いを起こすような柔軟な神経回路があるからこそ、つまり、どんなに信号を伝える精度を上げても、所詮は確率的に伝えることしかできず、ときどきはまちがえて伝えてしまうような神経回路があるからこそ、創造は生み出されるのである。

3　まちがえる神経回路だから回復できる

神経回路を流れる信号は確率的に伝わるためまちがいは避けられない。その確率を上げるために記憶を形成し、つまり特定の経路を信号が高確率に伝わるようにシナプス後ニューロンの感受性を上げ、スパインを大きくし、時には新たなニューロンをつくり、あるいは新たな経路をつくることで記憶を形成するが、それでも記憶は変容しやすく正確ではない。

このように脳の神経回路の構造と機能は共にいいかげんである。しかし見方を変えてみると、神経回路の構造と機能は固定されておらず、柔軟であるともいえる。これは電子回路にはない脳の特性である。そしてこの脳の柔軟性が、動物が生存する上できわめて有益であることもわかってきた。それが、脳がもつ独特の冗長性、つまり部分的な損傷を受けても影響を受けなかったり、大きな損傷でも回復するという特性である。すなわち、特定のニューロンだけが信号

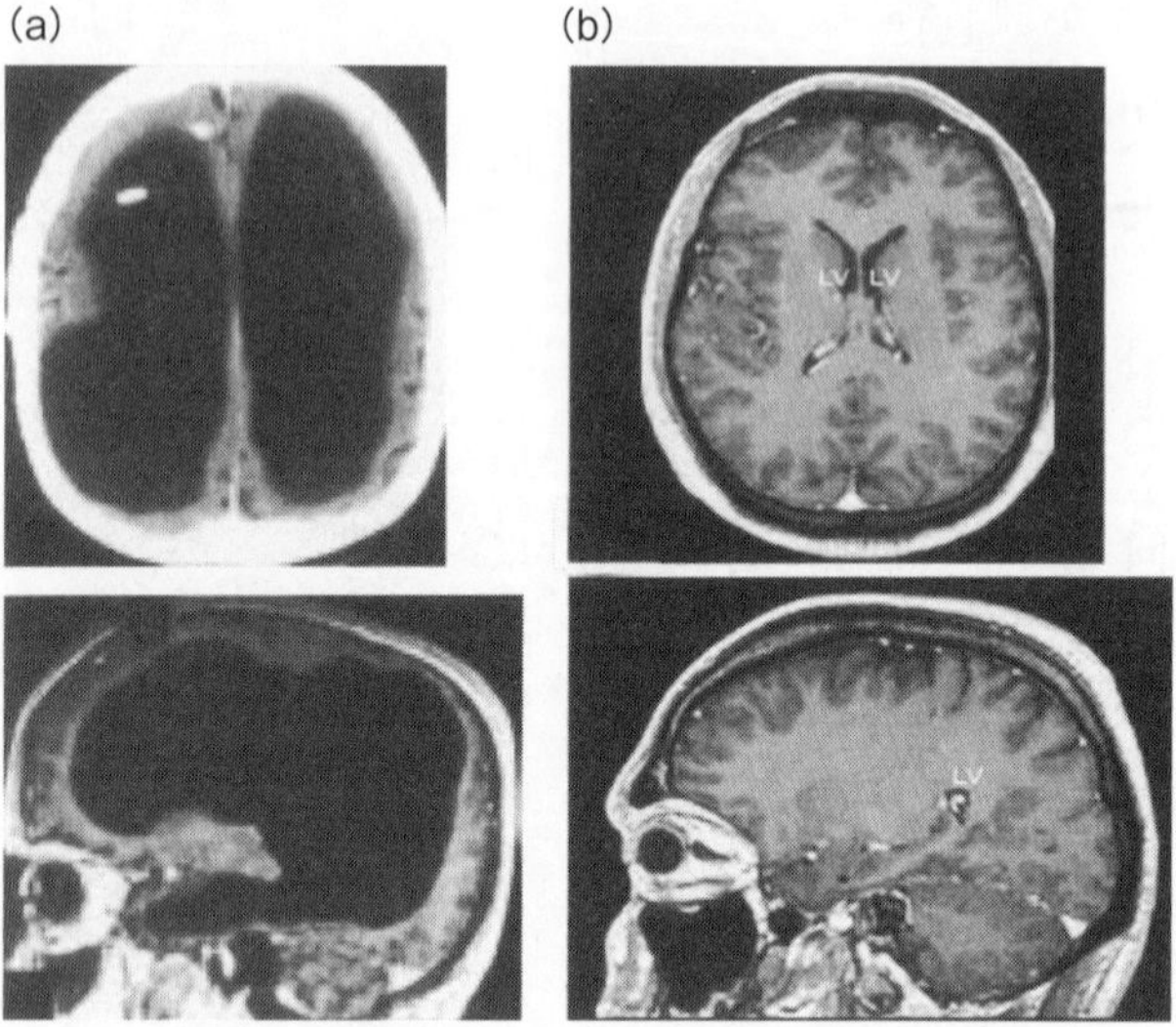

図2-4　水頭症の男性(a)と一般成人(b)の脳画像．上の写真は脳を上から撮影し，下は左横から撮影した(Feuillet et al., 2007 および *New Scientist*, 2007 より)

を伝達するのではなく、多数のニューロンが協力して伝達するということが、また、記憶をつくるときと同じように、経験により信号伝達の確率や経路が変わるということが、損傷に対する脳の頑健さと回復力を生み出しているのである。

気づいたら頭の中は水だった

ヒトの知性はその大きな脳が生んだ——このような説明を見ることは多い。しかし、図2-4aの人も、普通の知性をもっている。その黒い部分は脳脊髄液、つまり非常に清潔な水であり、脳(灰色の部分)は頭蓋骨（周辺の白い部分）の内側にほんの少し存在しているだけである。２００７年に報告されたこの44歳の男性は、公務員として、また二児の父親として、ごくふつうの生活を送っていた。ある日、左足に軽い痛みを感じ、精密検査のため頭部のＣＴ写真を撮影したところ、頭蓋骨の中はほとんど脳脊髄液で満たされていることがわかったのである。一般成人（図２－４ｂ）の25パーセントほどの脳しかなく、視覚、聴覚、体性感覚（触覚）、随意運動、感情、認知、言語などに関わる脳領域は左右半球ともにほとんど失われていた。しかし、公務員として普通に働き、父親として二児を育て、生活する上で何の不自由もないという。この人の脳が発達しなかった原因は、生後まもなくかかったと思われる水頭症、つまり頭蓋骨内に脳脊髄液がたまる病気であった。

この男性のような症例は、実はだいぶ前からときどき報告されていた。「あなたの脳は本当に必要なのか？」という奇妙なタイトルの記事が、１９８０年に科学雑誌“Science”に載ったことがある。その記事が紹介する大学生は、数学で賞をとるほどの秀才であり、社会生活も普通に送っていた。しかし、やはりある日偶然、脳の断層写真を撮影する検査を受けることになり、その結果、頭蓋骨の中はほとんどが脳脊髄液で満たされており、大脳は一般人の10～20パーセントしかないことがわかったのである。その原因も、やはり小さい頃にかかった水頭症であった。幼少期に水頭症にかかった人たちは、特に大脳半球が成長できず、成人になっても一般人の数分の1、時には1割以下の大脳しかもたないことがある。そのような小さく薄い脳を見れば、だれでも大きな障がいを、特にその知的能力の障がいを予想する。発達した大きな大脳が人間の知性の源であると、脳に関する教科書にも書いてあるからである。しかしそれにもかかわらず、水頭症のため脳が小さい人たちは、感覚、運動、記憶、そしてそれらの総合である知性などすべてに関し、ほんの少し障がいをもつだけだったり、まったく正常だったり、時にはこの大学生のように、秀才だったりするのである。

これらの症例からわかることは、はじめから小さい脳として成長すれば、大きい脳と同様に働き得るということである。脳は、その構成要素であるニューロンが、たとえきわめて少なくても、多数のニューロンをもつ場合と同様の結果を出し得るのである。部品が10分の1以下でも同じ性能を出せる機械など、とても想像できないであろう。このような脳の驚くべき特性は、構造と機能が共に柔軟であり、ニューロン間の信号伝達が固定されておらず、確率的でしかも調整可能であるからこそ可能なのである。まちがえることもあるような脳だからこそ、可能であるともいえる。

脳はどこまで回復するのか？

水頭症の例は、水で満たされた頭蓋骨という極端な環境で成長した脳の話である。一方、ある程度成長した脳が、事故や病気でいきなり大きく損傷した場合は、正常には働かない。もともと存在し働いている神経回路が急になくなれば、その機能が失われることは当然である。しかし、損傷し変形した脳が、しばらくすると、形態的にはそのままでありながら、ほとんど正常に近い働きを回復することがある。これを機能代償や補償と呼ぶ。

従来、機能代償については、小さな損傷では起こり得るが、大きな損傷ではなかなか起こらないと信じられてきた。しかし現在、そのような定説を覆す事実がいくつも見つかっている。たとえば、一方の半球をほぼすべて失った人たちである。図2-5は20〜30代の成人6名(男性4名、女性2名)の脳を上から撮影した断層写真である。この人たちは、すべて子どもの頃に難治性のてんかんを発症しており、その治療の最終手段として、病巣がある大脳半球をすべて取り除く大脳半球切除という手術を、生後3カ月から11歳の頃に受けた。そして成人となったが、全員が普通の生活を送っている。知覚、運動、記憶、言語などの働きに異常はまったく見られない。

先の水頭症の人たちとの大きな違いは、小さくならざるを得ない特殊な環境で脳が成長した

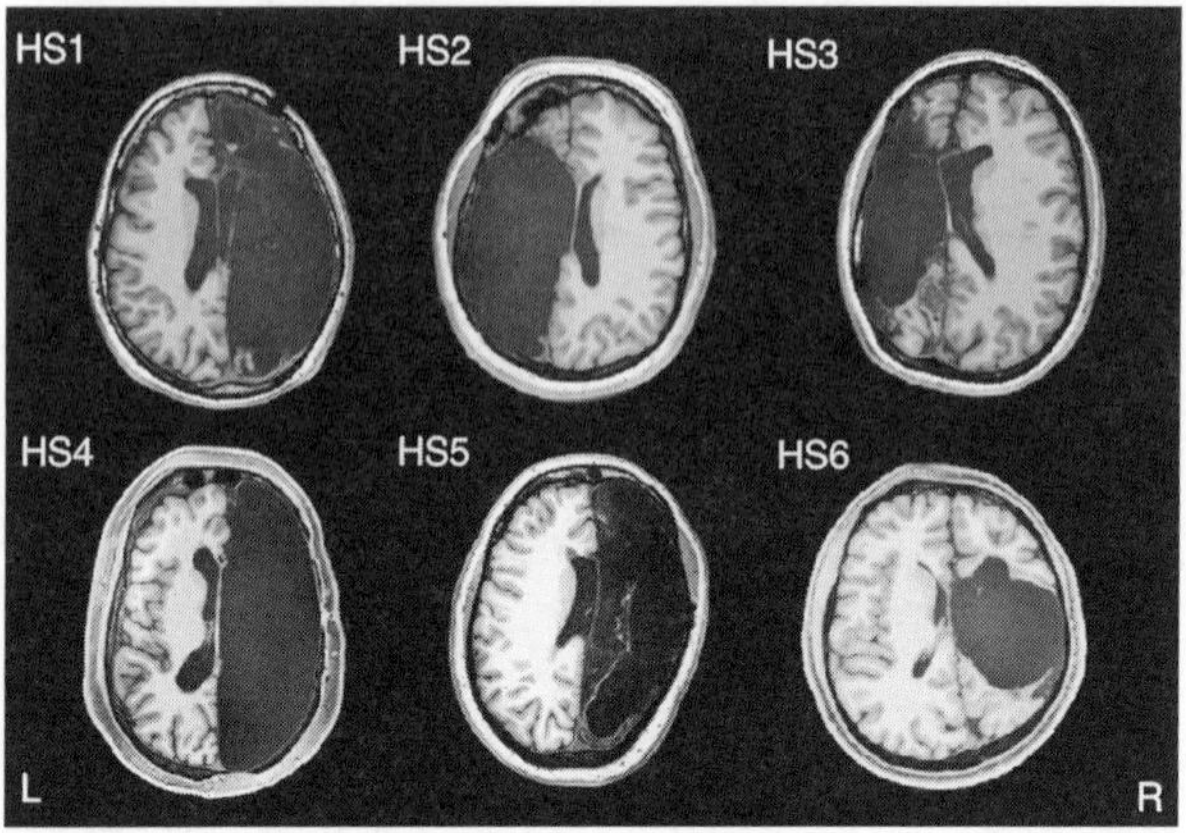

図 2–5　子どもの頃に大脳半球切除の手術を受けた成人６人の脳画像（Kliemann et al., 2019 より）

のではなく、ある時点で脳の半分が外科的に切除されたことである。特に11歳で切除された人は、脳がほとんど成長した時点で切除されている。それにもかかわらず、半分の脳が十分な働きを果たしているのである。

このような治療としての大脳半球切除を受けた人は全世界で１００名以上いるが、たとえば３歳７カ月で右半球を切除されたニコという少年は、切除手術の数日後には歩くことができ、言葉も話し、後の学校生活も不自由なく送った。あるいは、６歳のときに右半球を切除されたマシューという少年は、手術直後は歩くことも話すこともできず、排泄さえ抑制できなかったが、運動能力も言語も次第に回復していった。特に言語の回復過程は興味深く、小さな子どもが話し始めるのと同じようなプロセス、つまり、まず単語を一つだけ発し、次にそれが二つ三つと増え、短いフレーズを話し始め、最後に長い文も話すようになった。そして手術からたった3カ月後には、言語能力を含め、ほぼ元のマシューに戻ったという。

また、大脳半球ではなく、その後ろに位置している小脳を、3歳のときに病気のためすべて失った子どもの例もある。小脳は主に運動の自動的制御や平衡感覚を担当しているため、失った直後は、身体のバランスをとることや姿勢を維持すること、あるいは歌うなどの自動的な運動の制御に障がいが生じた。それらの機能を担う小脳はもはやすべてなくなったのであるから、機能代償も難しいはずである。しかしその子どもは、その後も保育園で他の子どもたちと一緒に、不自由ながらも遊び回ったり歌ったりし、3年後には、外を走り回り、片足立ちをし、丸木橋を渡ることさえできるようになったという。

高齢者の脳も回復する

ここまで紹介した例は子どもが多く、成人でも30代までである。たしかに若いほど脳損傷から回復しやすく、高齢者になると難しいといわれている。しかし、それは高齢者の脳が回復しにくいというよりも、衰えた身体に問題があるらしい。つまり、脳は機能的に回復し得るにもかかわらず、回復したことを示すための手足の筋力が衰えていたり、言葉をしっかり発するために必要な肺の機能が衰えていたりするために、脳の回復が遅れているように見えてしまうという。そのような身体上の問題さえなければ、高齢者でも子どもと同じように脳は回復するらしい。

たとえば、すでに何回も脳梗塞を繰り返していた68歳の男性が、大きな梗塞を左半球に起こしてしまい、言葉を発するための言語野(ブローカ野)とその周辺部位を大きく損傷してしまった。その結果、意味不明の話しかできなくなり、右半身が麻痺しているため、起きあがることも難しくなった。しかし、それから20日も経たないうちに、歩くことができるようになり、以前と同じように自分の畑を見回り始めたという。そして3カ月を過ぎると、畑仕事を始め、言葉はやや不明瞭でいいまちがいも多いが、普通の会話もできるようになったという。言葉を発しているときの脳活動をfMRIで測定したところ、発語に関わる左半球のブローカ野は梗塞により損傷され活動していなかったが、右半球のほぼ同じような位置にある部位が活動していた。高齢者の脳でも、大脳半球間にまたがる機能代償が起こったのである。

また、先の子どもの例と同じように、小脳のほぼ全体を脳梗塞のため壊してしまった85歳の女性の例がある。損傷からしばらくは、歩くこともおぼつかなく、意識が遠のくことさえあったという。しかし、わずか半年後には、歩くことに問題はなく、部屋の掃除や食事の支度もできるようになり、庭に出て植木の手入れまでしているという。小脳全体を失っても、子どもと同じように機能が回復したのである。このような脳損傷から回復した高齢者の例は他にも多く報告されているが、ほぼ共通していることは、損傷前も身体を使うことが多く、筋骨格系が丈夫であったことである。また損傷後も、積極的に身体を動かしていたことから、身体の回復が脳の回復を促した可能性もある。

なお、高齢になるに従い発病しやすくなる脳の病気として認知症がある。特にアルツハイマー病は、ニューロンが急激に減っていくことで、まるで全体が損傷したかのように脳が萎縮し、認知機能の深刻な低下をもたらす。しかし、そのような脳の萎縮の程度と認知機能の低下は、必ずしも明確には対応していない。萎縮がほとんど見られない段階でも認知機能の低下がはっきり現れる人もいれば、大きな萎縮がありながら、日常生活が可能な人もいる。図2-6は、46歳で若年性アルツハイマー病と診断された女性の7年後(53歳)の脳画像である。この画像を見れば、認知機能の深刻な低下はもちろん、言葉も話せず、日常生活はほぼ不可能であると予想できる。しかしこの女性は、記憶力こそだいぶ衰えているものの、夫とふたりで楽しく毎日の生活を送っており、それはさらに13年後(66歳)でも同様に続いていた。言葉も不自由なく話

(a)

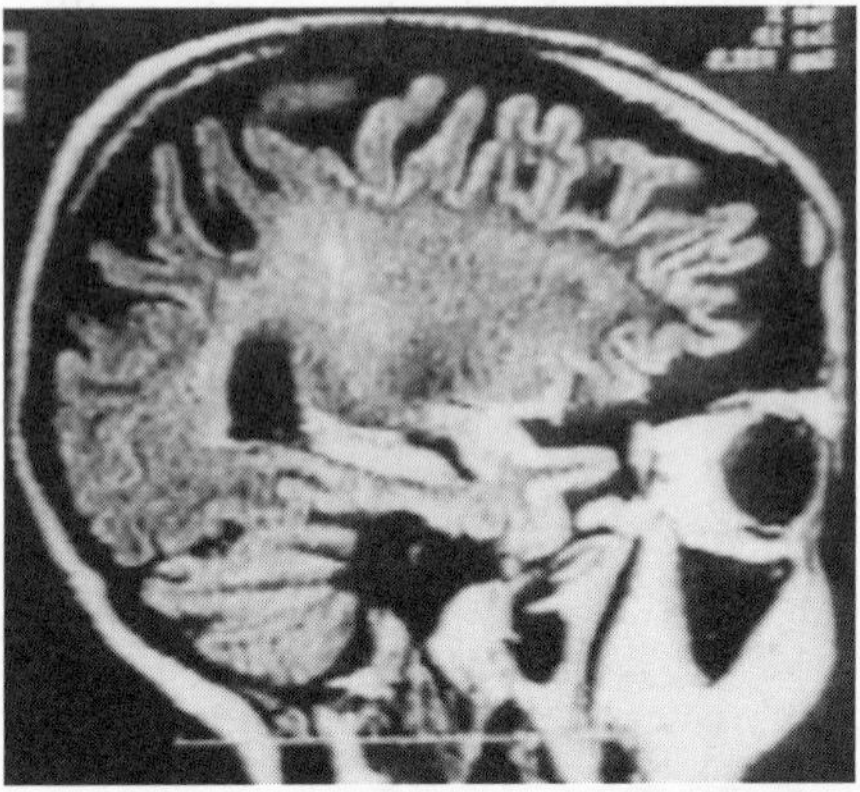

(b)

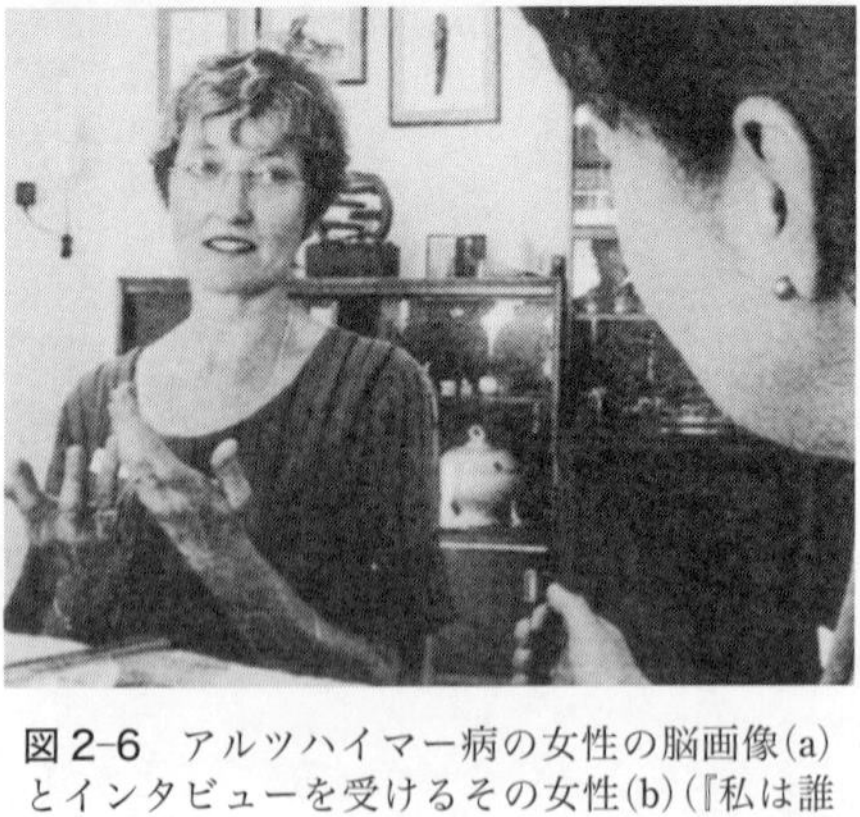

図2-6　アルツハイマー病の女性の脳画像(a)とインタビューを受けるその女性(b)(『私は誰になっていくの？』より)

すことができ、時には自身の病気について講演するために旅行し、日本にも来て講演している。このような例は機能の回復ではないが、脳の機能がその形態(構造)と単純に対応しているわけではないことをよく示している。

まちがえる脳だから機能代償も可能になる

すでに見てきたように、大脳半球の一方を失っても、あるいは小脳をすべて失っても、元の機能を回復することがある。あるいは高齢者でも、大きな脳損傷から回復することがある。それは、失われた脳の代わりを残された脳が務める機能代償が生じたからである。しかしその一方で、事故や脳梗塞などで脳の一部を損傷しただけで、運動や言語などに大きな障がいが残ることもある。脳損傷後に人格が大きく変貌し「人が変わってしまった」例も少なからず報告されている。このように、機能代償が起こるときと起こらないときがあるが、その理由はまだよくわかっていない。機能代償は常に残った正常な部位が行うのか、あるいは、機能代償を行う部位はあらかじめ決まっているのかなども、ほとんどわかっていない。少なくとも現時点では、ある脳部位が壊れたとき、どこがその機能を代償するかは、ほとんど予測できない。

ただ、実際に機能代償が生じ、代償している脳部位もわかっているとき、そこで何が起きているのかについては、少しずつ明らかになりつつある。たとえば図2−5で紹介した片側大脳半球切除後の6人の成人では、残された大脳半球が機能代償を担当していることはまちがいない。なぜなら、他に担当できる大脳はないからである。そして、そのような二つの半球の役割をたった一つで果たしている半球の安静時の活動をfMRIで調べたところ、驚くべきことに、一般人の半球が示す活動と変わらなかったという。またfMRIは、活動している部分間の時間的な相関を調べることで、大まかな機能的ネットワーク（協調して働いている部位のネットワーク）も見ることができるが、それも一般人と変わらなかった。ただ、一つだけ大きな違いがあり、それは機能的ネットワークをさらにつないだネットワークが、一般人よりも多かったことである。つまり、片側大脳半球を切除された人たちの残された半球は、通常のネットワークが働いているだけではなく、そのネットワーク間の相互作用も密に働いていたのである。このようなネットワークの変化を、神経回路の機能的再編成と呼ぶが、この人たちには、それが広範かつ多重に起こっていたのである。

機能的再編成には、構造的な再編成、つまり新たな神経回路の構築や追加も関わっているが、それだけでは説明できないことが多い。またヒトのfMRIでは、ニューロンや神経線維を可視化できないため、機能的再編成が生じた際、ニューロンや神経線維が増加することで新たな神経回路がつくられたかどうかはわからない。しかし、半球を切除された6人の脳画像を見ると、頭蓋骨という容れものは変わらない以上当然であるが、残された半球が特別大きくなっているようには見えず、ニューロンが集まった灰白質も、神経線維(軸索と樹状突起)が集まった白質も、大きな増加があったようには見えない。このことは、残された半球が、ニューロンや神経線維を大量に増やすこともなく、神経回路の機能的再編成を果たし、二つの半球の働きを一つでこなせるように信号の伝え方を変えたことを意味する。具体的には、信号が伝わる確率を上げ、伝わる経路も変えることで、機能代償を果たしていることはまちがいない。そしてそれは、ニューロン間の信号伝達が確率的であるからこそ、またその伝達の確率を経験や学習で変えることができるからこそ可能なのである。つまり、ときどきまちがいを起こすようないいかげんで柔軟な神経回路だからこそ、機能代償も可能になるのである。

コラム2　宇宙旅行で脳はどう変わるか?

1991年のソ連崩壊により、軍事的戦略でもあった宇宙開発を過熱させていたソ連とアメリカによる東西冷戦がいったん終息し、また二度にわたるスペースシャトルの大事故もあり、一般人の宇宙開発への興味は薄れたようであった。それでも最近は、国際宇宙ステーションでの長期滞在が文字どおり軌道に乗り、訓練された宇宙飛行士だけではなく、民間人(といっても桁外れの富裕層であるが)も宇宙ステーションに滞在するようになって、宇宙旅行や他の惑星での生活が現実味を帯びてきたといわれている。しかし、宇宙ステーションでの滞在や宇宙旅行に伴う「無重力状態」(まったく無重力ではないので微小重力状態とも、あるいは、慣性力が重力とつり合って重力がないように感じられるので無重量状態とも呼ばれる)や閉鎖環境がヒトにどのような影響を与えるかについては、意外と知られていない。何年にもわたる訓練を受けた宇宙飛行士でさえ、長期の宇宙空間での滞在から帰還した直後は、抗重力筋をはじめとする骨格筋の萎縮、循環器系の機能低下による起立性低血圧、そして平衡感覚の失調などが生じ、自力で立つことさえおぼつかない状態がしばらく続く。そして、このような身体機能の変化が起きているなら、脳の変化が起きていても不思議ではない。

宇宙空間での生活では、重力の喪失により頭蓋骨内で脳が変形し、脳への血液移動が起き、上下の区別が体感できないため感覚の混乱も起こることがわかっている。たとえば、宇宙飛行士27人の脳の形態をMRI検査で調べた研究がある。27人のうち13人はスペースシャトル内での短期間の滞在であり、14人は国際宇宙ステーションでの約半年間の滞在であった。その結果、全員の側頭葉や前頭葉などの灰白質が広範に減少し、それは宇宙ステーションに長期滞在した飛行士の方が顕著だった。また、このような脳の変化は、健康なボランティアが最長3カ月間「寝たきり」状態で過ごすベッドレスト研究で見られた結果と酷似していた。宇宙飛行士はもともと大変健康であり、宇宙ステーション内でも毎日数時間の運動をしていたにもかかわらず、数カ月間寝たきりになったときと同じ脳の萎縮が見られたのである。

また、スペースシャトルでの短期任務の16名と、国際宇宙ステーションでの長期任務の18人について、任務前後の脳画像を比較した研究がある。任務後は全員の脳に変化が起きており、脳の中心にある溝(中心溝)が狭くなり、脳全体が上方へ歪んでいた。また、そのような変化は、宇宙ステーションでの長期滞在者で高頻度に発生していた。このような脳の形態的な変化が、どのような機能の変化をもたらすのか、正確にはまだわかっていない。

これらの脳の変化は、地上に帰還後のリハビリテーションにより、ほとんど回復することがわかっている。しかし、これまでは宇宙飛行士という鍛えられたスーパーパーソンに限られていたため、脳が変化してもある範囲に収まり、その回復も可能だったのかもしれない。それが特別な訓練を受けていない一般人でも同じように回復するのかは定かではない。また、微小重力空間での生活が数年にわたる場合、どのような結果になるかもまったくわからない。

いずれにせよ、宇宙空間や他の惑星での生活が、脳に大きな変化をもたらすことはまちがいない。そのため、人間が宇宙に進出するためには、脳も含めた人体改造が必須であるという意見もある。

第3章

単なる精密機械ではない

——変革をもたらす新事実

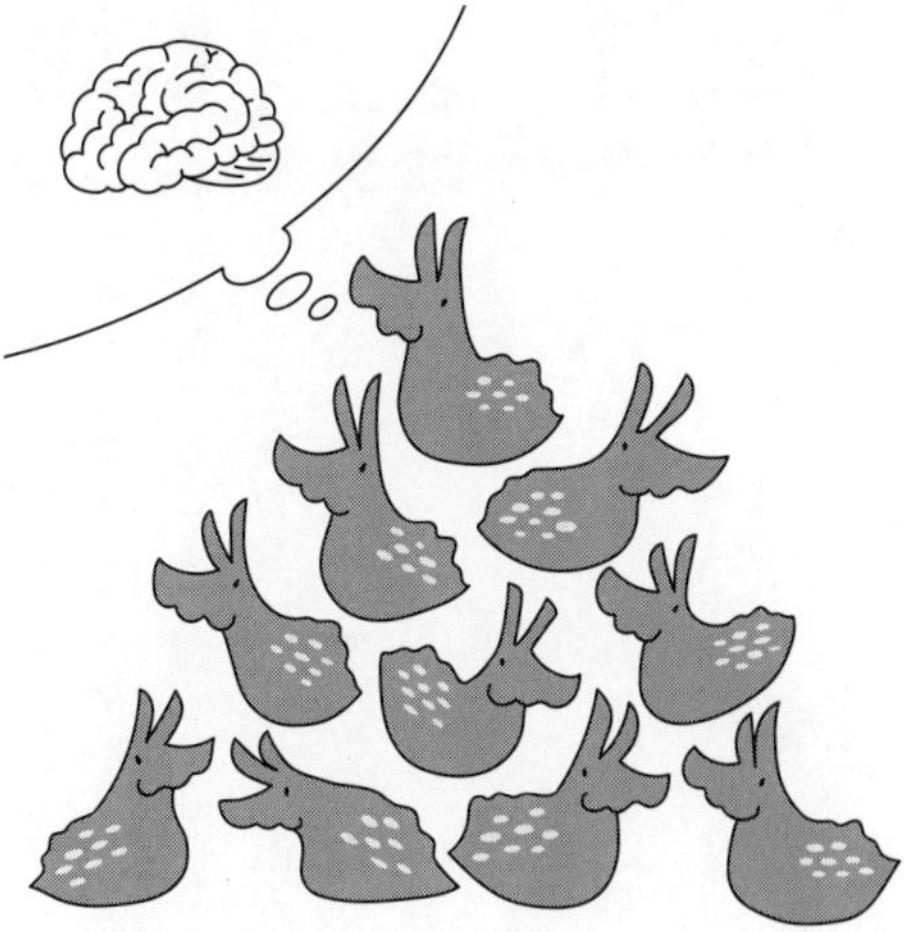

脳もコンピュータも、共に信号を伝達し処理することでさまざまな機能を実現している。しかし、脳は独特の確率的な信号伝達により、まちがえることも多く、記憶も不正確でありながら、多くの高次機能を実現し、損傷からも回復する。つまり脳はコンピュータのような機械とは本質的に異なっており、人が想像可能な精密機械として理解することは難しそうである。たしかに21世紀に入るあたりから、従来の機械論的な視点を超えた斬新な研究成果や仮説が報告されている。以下、そのような研究成果をいくつか紹介し、それらが脳科学に変革をもたらし、脳の本当の姿を引き出す可能性があるか考えてみたい。

1　ニューロンとシナプスがすべてではない

ほとんどの脳科学の書籍と同じく、本書も脳の信号伝達を、ニューロンの発火とシナプスでの受け渡しを中心に説明している。このようなとき、どうしてもニューロンを単一の部品のイメージでとらえがちであるが、実はその形態だけでもきわめて多彩であり(図3-1)、数百種

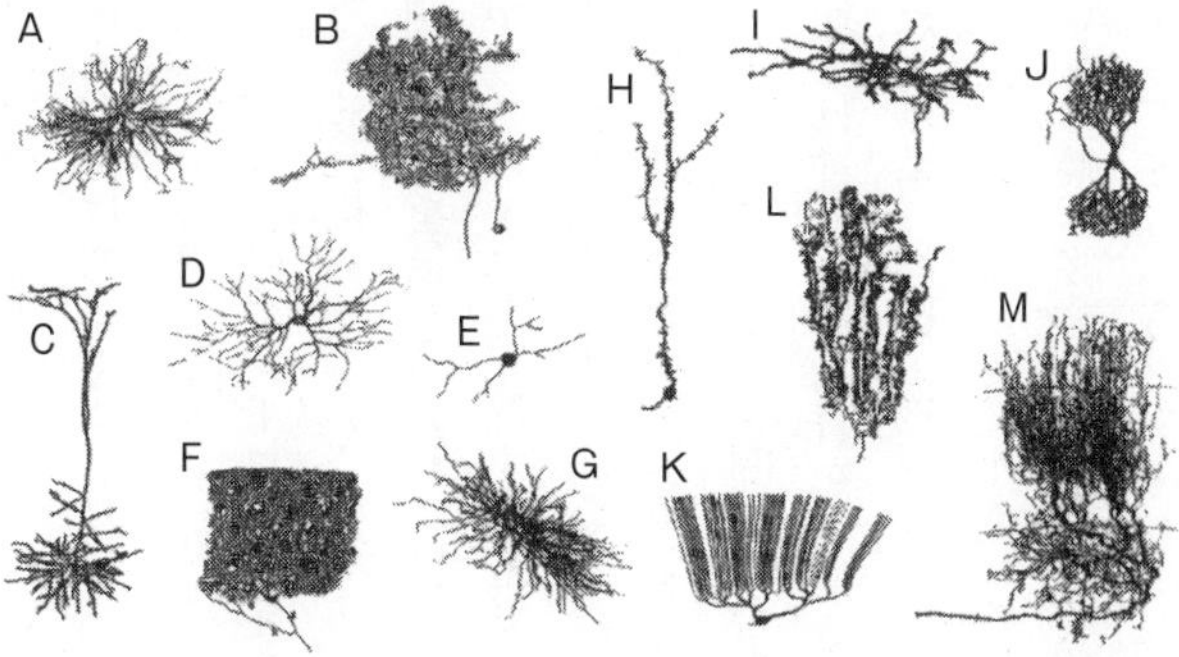

図 3–1　多様なニューロンの例（"Biophysics of Compuation", 1999 より）

類に分類することも可能である。このことは、シナプスを介したニューロン同士のつながり方も多様であることを意味する。このような形態的な多様性は古くからわかっていたが、近年になってから、ニューロンが発する信号の流れも実は多様であることがわかってきた。さらには、他にも信号を発する細胞があること、また、シナプスでの信号伝達を左右する物質もあること、さらにスパイク以外の信号がある可能性も報告されている。

ニューロン間の信号伝達は単純ではない

ニューロンが発火すると、まるでデジタル信号のように、ほぼ一定の大きさと形のスパイクが信号として軸索を伝わり、それが軸索終末に到達すると、興奮性または抑制性の神経伝達物質をシナプスの隙間に放出し、次のニューロンを興奮させるか抑制する。しかし、この記述だけでは決して十分ではない。近年の研究から、ニューロンは信号を、軸索を通して一方向に伝えるだけでなく、信号を受け取るためにスパインが沢山分布している樹状突起にも伝えること（逆方向伝搬）がわかっている。樹状突起上で記録される信号を樹状突起スパイクと呼ぶ。つまり、一つのニューロンが発する異なる信号が、出力側である軸索と入力側である樹状突起へそれぞれ伝わっていくのである。樹状突起スパイクの役割については不明な点も多いが、出力側の軸索を伝わるスパイクとは異なる役割をもっているらしい。このことは、行動中のラットからスパイクを記録する電気生理学的方法、あるいは、スパイクそのものを記録する代わりに、それが終末部分まで届いた際に流れ込むカルシウムイオンの変化をカルシウム感受性色素で記録した研究によりわかってきた。

また、ニューロン間で信号を伝達するシナプスについて述べるとき、本書もそうであるが、通常は神経伝達物質を介するシナプス（化学シナプス）を指すことが多い。それは、すでに述べたように、記憶の形成などで重要な役割を果たしている。

化学シナプスで放出される神経伝達物質はニューロンごとに1種類とは限らず、同じニューロンの軸索終末から異なる複数の神経伝達物質、たとえば興奮性の物質と抑制性の物質を放出することもある。すなわち、一つのニューロンが次のニューロンを興奮させたり抑制したりすることで、信号伝達を調整している。

また、シナプスには、ニューロン同士がほぼ接合し、そこを信号がそのまま高速に伝わるシナプス(電気シナプス)もあり、それが哺乳動物の脳にも多く含まれていることがわかってきた。つまり、多数のニューロンが集まった神経回路では、化学シナプスを介した可塑的で調整可能な信号伝達と、電気シナプスによる高速な信号伝達が組み合わさり働いているらしい。

グリア細胞も信号伝達に関与する

脳の細胞にはニューロン以外にグリア細胞もある。かつてはニューロンの10倍以上存在するといわれたが、現在は、同じかやや多い程度の数であることがわかっている。その主な役割は、ニューロンを物理的に支えたり、栄養を補給したり、老廃物を処理したりして、ニューロンの活動をサポートすることであるが、最近の研究から、新たな役割もわかってきた。

グリア細胞には、アストロサイト、オリゴデンドロサイト、ミクログリアの3種類がある。それらのうちアストロサイトは、その活動によって脳内の細い動脈(細動脈)の直径を調節すること、つまり脳内の血流量の調節に関わっている。これまでも何度か出てきたfMRIは、脳の活動に伴う血流量の変化を見ているため、アストロサイトの活動を見ているともいえる。また、アストロサイトの表面には、神経伝達物質を受け取る受容体も存在していることがわかってきた。しかも、シナプスで放出される主な神経伝達物質であるグルタミン酸、γアミノ酪酸（GABA）、セロトニン、ノルアドレナリン、アセチルコリン、ドーパミンなどの受容体が揃っている。神経伝達物質を受け取ったアストロサイトが信号を発生し、周辺のニューロンに送っている可能性もある。つまり、信号はシナプスを介してニューロンからニューロンへ伝わるだけでなく、同じくシナプスを介してアストロサイトからニューロンへ伝わっているのかもしれない。もしそうであれば、脳内の信号伝達において、一層複雑なメカニズムが働いていることになる。

オリゴデンドロサイトの第一の役割は、出力担当の軸索に、ミエリンとして絶縁テープのように巻き付き（図1-1）、信号伝達の速度を上げることである。巻き付いたミエリンの幅はだいたい2分の1ミリメートル程度であるが、それが1000分の1ミリメートル程度の隙間を空けながら連なって巻き付いている（図3-2）。このような軸索を有髄線維、またミエリンの間の隙間をランビエ絞輪《こうりん》と呼ぶ。ランビエ絞輪の部分は絶縁されておらず、電位感受性のイオンチャネル（穴）もあるため、軸索の内と外でイオンをやり取りしてスパイクを発生させる。発生したスパイクは、隣のランビエ絞輪にあるイオンチャネルを開かせ、そこでもスパイクを発

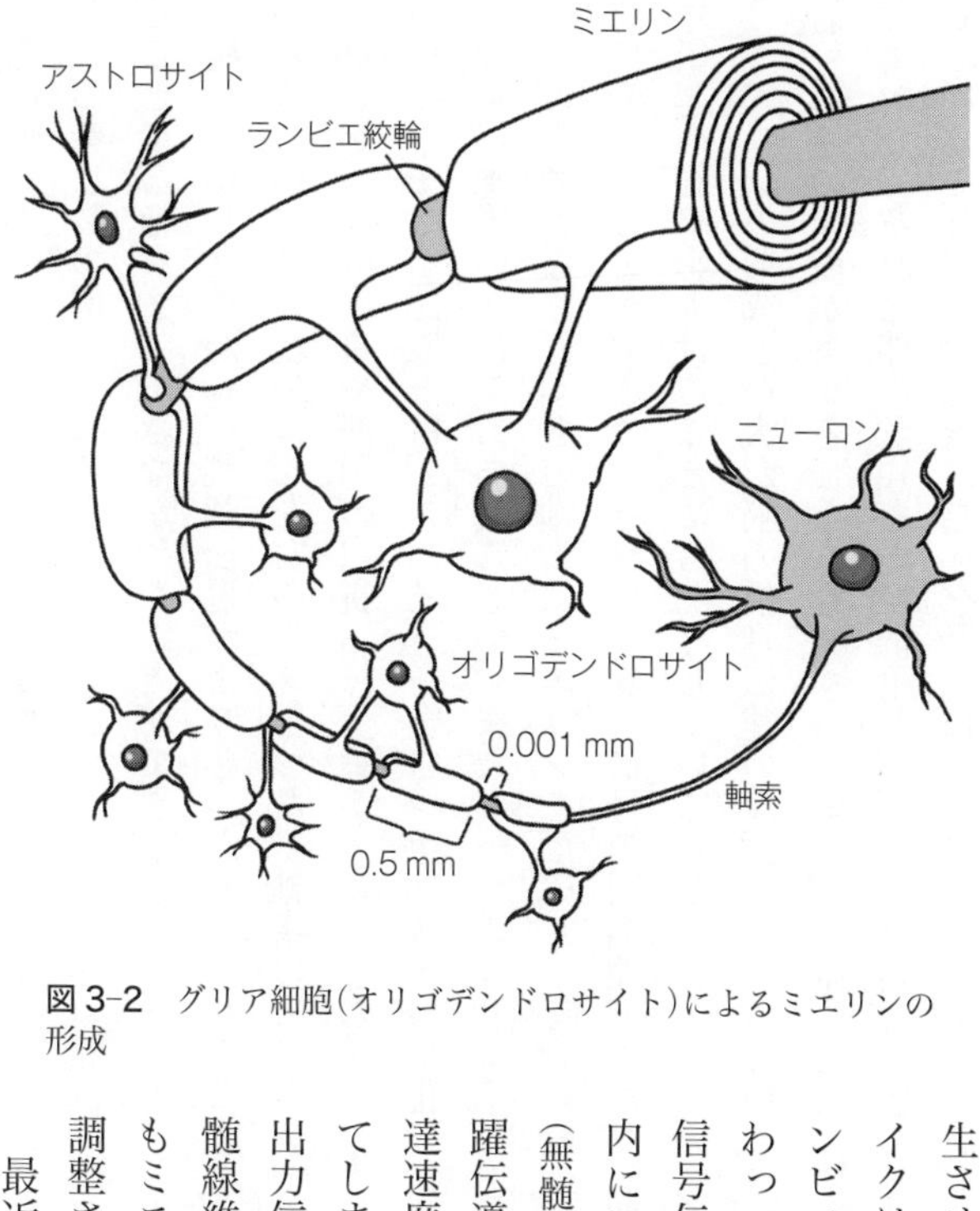

図 3-2　グリア細胞(オリゴデンドロサイト)によるミエリンの形成

生させる。このようにして、スパイクはまるでランビエ絞輪からランビエ絞輪へと跳躍するように伝わっていくため(跳躍伝導)、速い信号伝達が可能となる。なお、体内にはミエリンをもたない軸索(無髄線維)もあるが、そこでは跳躍伝導ができないため、信号の伝達速度は100分の1程度に落ちてしまう。つまり、ニューロンの出力信号の速度は、有髄線維か無髄線維かにより、また有髄線維でもミエリンの間隔により、細かく調整されるのである。

最近の研究から、学習により新

たな記憶を形成すると、軸索の太さが増すことがわかってきた。そしてその主な理由が、ミエリンの巻き数の増大であるという。つまり、スポーツの練習、楽器の演奏、試験勉強などをすることで、それまでできなかったことができるようになるとき、軸索を覆う絶縁テープがより一層しっかりと巻かれ、跳躍伝導がよりしっかりと生じることで、信号の伝達速度が上がっているらしい。この現象は、左右の半球をつなぐ軸索の大きな束である脳梁で、よりはっきりと生じるが、大脳皮質や海馬の白質(神経線維が集まった部分)でも生じているという。

第2章では、記憶とは、スパインを含むシナプスでの変化であると説明したが、実は軸索という神経線維の変化でもあるらしい。また、一つのオリゴデンドロサイトは、複数の突起を伸ばすことで異なる何本もの軸索にミエリンを形成し、それら軸索における信号伝達の速度を同時に変えることができる。それにより、信号の同期性、つまり同期発火を生み出すことで、信号伝達の確率を上げることにも関与しているらしい。

ミエリンの形成と増大が脳の信号伝達の速度を上げるということは、ミエリンが減少すれば、信号伝達の速度が下がることも意味する。実際、加齢とともにミエリンが薄くなることがわかっており、それに伴い認知機能が低下し、新たな学習と記憶の形成が難しくなることもわかっている。また、認知機能の混乱を引き起こすアルツハイマー病や統合失調症では白質が変化することがわかっており、それはミエリンの減少である可能性も指摘されている。それら疾患の治療薬は、これまでニューロンとシナプスのみに注目し開発が進められてきたが、大きな見直しが必要になるかもしれない。

軸索を伝わる機械的な信号

ここまで、神経線維である軸索の変化が、脳の信号伝達に関わっている可能性を述べてきた。しかし、それはあくまでも、従来からわかっているスパイクという電気信号の伝達に関わっているということである。一方、軸索上の信号は、イオンの移動による電気信号として伝わるだけではなく、まるで空気中の音波のように、物理的な圧縮波として伝わるという説もある（表面波伝播説）。この説によると、圧縮波は軸索表面の細胞膜を液体から結晶へと、次々変えながら進むらしい。それは、軸索の部分的な膨張と収縮が次々と伝わることであり、その際に生じる熱の上昇と下降の伝播でもあるという。

また、軸索表面の細胞膜は圧電体という物質に相当し、機械的な力を電気的な力に、また電気的な力を機械的な力に変換できるため、これまで注目されてきた電気信号は、機械的な信号の伝播に伴う副次的な現象だという。この説は主に物理学者が主導しており、いかにも物理学者らしい発想であるが、理論だけでなく、根拠となる実験結果も示している。それは麻酔の効果に関する実験である。

現在の医学において、特に外科的な処置を必要とする場合、麻酔は欠かせない。しかし、麻酔薬がなぜ痛みを麻痺させるのか、あるいは意識を失わせるのかについては、ほとんどわかっていない。現在、最も有力な仮説は、麻酔薬に含まれる物質がニューロンのイオンチャネルを塞ぐことで、感覚や運動に必要な信号の伝達をブロックしてしまうという考えである。しかし、麻酔薬にはいろいろな種類があり、含まれている物質の分子構造や大きさがだいぶ異なるにもかかわらず、どれも同じようにイオンチャネルを塞ぐというのは不思議である。そこで、いろいろな麻酔薬に含まれる物質に共通する性質を探してみると、どれも脂肪との親和性が高く、強い麻酔薬ほどその親和性がより高いことがわかった。そして、軸索表面の細胞膜も脂肪酸でできているため、麻酔薬は軸索の細胞膜に染み込むことで、その物理的な特性を変えてしまい、信号である圧縮波の生成をブロックするのではないかという。

それを証明したという実験では、局所的に麻酔をかけられ麻痺した腕に強い電気ショックを与えると、麻酔の効果がなくなったという結果が得られた。強い電気ショックを与えることで、麻酔薬で変化した軸索の物理的性質が再度変化し、圧縮波を再び生成するようになったからだという。軸索の物理的性質を変える操作であれば、電気ショック以外でも同じように麻酔の効果をなくすことが可能らしい。たとえば、麻酔薬で動けなくなったオタマジャクシを高圧容器に入れて高い圧力を加えると、麻酔の効果がなくなり泳ぎ出したという。

ただし、このような機械的な表面波伝播説には批判もある。麻酔薬の効果に関しても、実はイオンチャネルは均一ではなく、それを構成するタンパク質も数百種類もあることから、さまざまな麻酔物質がイオンチャネルのどれかを塞ぐことは十分あり得るらしい。結局、これまで広く理解されてきた電気信号説と、新たな表面波伝播説のどちらが正しいのか、現時点では結論は出ていない。しかし、どちらの説もそれを支持する実験結果があることから、両方とも正しいというのが、一番可能性のある結論かもしれない。

「真理は中庸にあり」とは、アリストテレスや中国の思想家の言葉らしいが、「真理は両方にあり」といい換えてもよいかもしれない。もともとイオンチャネルという穴は不安定であり、軸索のわずかな振動でも勝手に開閉してしまう。そのため、イオンの移動による電気信号の発生も不安定になる。しかし、そこに機械的な圧縮波が作用することで、イオンチャネルの開閉を物理的に安定させ、それが電気信号の発生も安定させている可能性もある。つまり、脳の信号は電気的であるが、その発生を安定させているのは機械的信号であり、脳は電気的信号と機械的信号の両方を使うことで、不安定な信号伝達をより安定させているのかもしれない。

脳の隙間から広がる信号

ニューロンとグリア細胞が連なった神経回路には隙間もあり(図3-2)、それを細胞外スペースと呼ぶ。細胞外スペースは、間質液という無色透明の液体で満たされており、成人の脳では全体積のほぼ20パーセントを占めている。つまり、脳の5分の1は隙間ということになる。従来、細胞外スペースには、脳の構造を支えたり、衝撃を吸収したりするなどの役割があるとされてきたが、最近の研究から、信号伝達にもさまざまな形で関わっている可能性が指摘されている。

まず、脳の広範な領域の活動を調節する物質が、細胞外スペースで拡散することがわかっており、それらを神経修飾物質と呼ぶ。その物質自体は目新しいものではなく、シナプス間の信号伝達で使われている神経伝達物質でもあるノルアドレナリン、セロトニン、ドーパミン、アセチルコリンなどである。しかし、それらがシナプスではなく細胞外スペースに拡散することで、広い範囲のニューロンの発火とシナプスでの信号伝達に作用をおよぼしているらしい。この作用はゆっくりであるため、覚醒状態、気分、やる気などを調節している可能性がある。

さらに、細胞外スペースを介した信号の伝達も指摘されている。脳を薄く切ったスライスを酸素が豊富な溶液に入れておくと、しばらく生きた状態を保つが、その溶液に特殊な薬品処理をすると、シナプスでの信号伝達をブロックできる。しかしそのような状態でも、切片内を伝播するゆっくりした電気信号が計測されるのである。つまり、シナプスを介さず信号が周辺に伝わっていることになる（エファプティック伝達。エファプティックとは「ごく近くにある」という意味）。どうやらニューロン集団が発する信号が、細胞外スペースに電気的な場（電場）をつくり、それが周辺のニューロン集団にも信号を発生させているらしい。このような電場は、当然、それを発生させたニューロン集団にも影響をおよぼすため、それがニューロン集団間の相互作用や同期性に関わっている可能性もある。

このように脳の神経回路では、シナプスを介したニューロン間の確率的な信号伝達と、細胞外スペースを介した持続的で安定した信号伝達が同時に働いており、しかもそれらは互いに影響し調節し合っている可能性がある。これが、機械とは異なる脳の複雑な信号伝達の姿なのかもしれない。

神経回路を電子回路にたとえることはできない

ここまで述べてきた事実から、脳は人が考え得るような精密機械ではないこと、また、神経回路の動作をデジタル信号が行き交う電子回路にたとえるだけでは不十分であることがよくわかる。

たしかに第1章では、脳がなぜまちがえるかについて、ニューロンの信号がシナプスを介して伝わる際の不確実性から説明した。それは、脳が単なる出来の悪い電子回路であるかのようなイメージを与えたかもしれない。しかし、続く第2章で紹介した出来の悪さを補うメカニズムは、現在の電子回路では実現できないものである。またそれに加え、本章で紹介したように、シナプスを介したニューロン間の伝達だけを見ても、樹状突起上の逆方向伝播、電気シナプス、軸索を覆うミエリンの変化による伝達速度の調節、軸索上の機械的な圧縮波の伝播なども関係しているらしい。さらに、シナプスを介さない細胞外スペースにおける神経修飾物質の拡散や電場による信号伝達も関わっている可能性がある。

脳の教科書や解説書の中には、あえて単純化したニューロン(図3-3a)やニューロンのモデル(図3-3b)を載せているものも多い。それはまるで電子回路の部品のようであり、特に理工系の学生や研究者を刺激し、これまで数え切れないほどの神経回路モデルが発表されてきた。

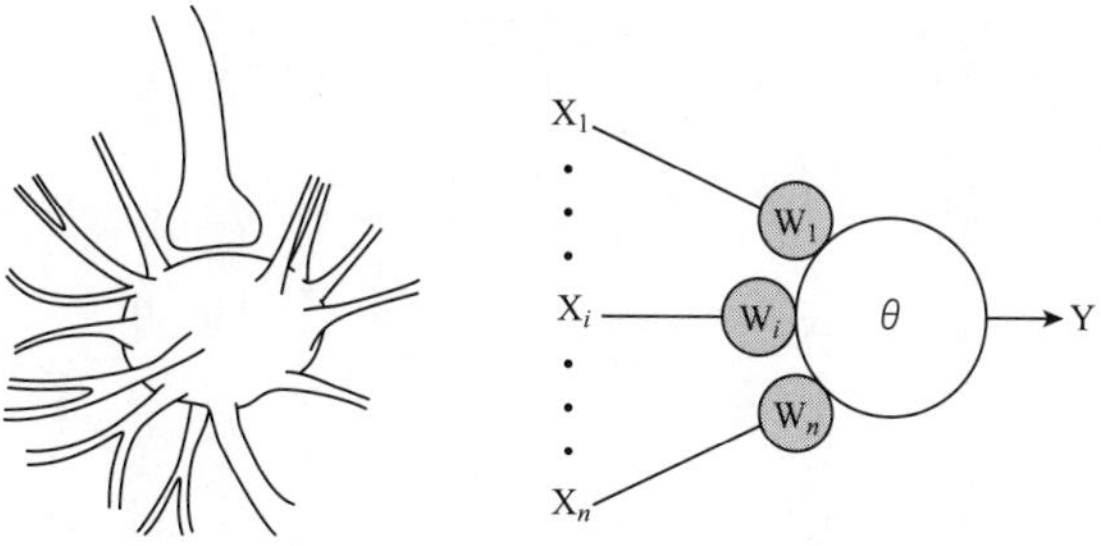

(a)　　　　　　(b)

図 3-3　単純化し過ぎたニューロン(a)(『バイオサイコロジーⅠ』より改変)と，単純化し過ぎたニューロンモデル(b)(McCulloch-Pitts モデル)

しかし神経回路の構造は複雑であり、そこで行き交う信号はさらに複雑で多様である。そのような複雑性と多様性こそが脳独特の機能を実現していると考えるならば、これまでの神経回路モデルは、単純化しただけではなく、脳の重要な本質を欠いており、その基礎的メカニズムすら示し得ないかもしれない。神経回路の複雑さと多様性を正しく実感しておくことは、真に有用な神経回路モデルをつくる上できわめて重要である。

なお、その複雑性と多様性から、脳の信号伝達はまちがいなくアナログ的であることもよくわかる。先に述べた細胞外スペースでの電場を介した信号は、アナログ信号以外の何ものでもない。また、個々のニューロンの発火も、たしかに発火するかしないかという、いわゆる「全か無かの法則」に従うデジタル信号に近いが、発火させるための膜電位の変化は漸次的でアナログ的な変化である。一つのニューロンにある数千ものシナプスに到達する信号は、同期して作用し、そのニューロンの膜電位により大きな変化を起こすことで、初めて発火させることができる。つまり、発火は膜電位のアナログ的変化の産物といえる。さらに、数千から数万のニューロンが集団で発火することで生じる信号の集合は、個々の発火の発生時間にずれがあることから、必然的にアナログ的な変動を示す。これらの事実からも、神経回路の動作をデジタル信号が行き交う電子回路にたとえることはまったく相応しくない。このことは、すでに１９７０年代から一部の研究者が指摘しており、たとえばジョーン博士(R. John)は、脳の信号は回路のスイッチングで処理されるのではなく、広範で膨大なニューロン集団の活動により統計的あるいは確率的に処理されることを、ネコの脳波を記録した実験で示していた。

2　心が脳の活動を変える

脳の活動が心を生んでいることは自明である。アルコール、薬物、損傷などで脳の活動が変われば、心も変わるからである。しかし逆に、心が脳の活動を制御できることもわかってきた。これが脳を機械にたとえることができない決定的な理由かもしれない。制御する側である心は、同じ脳から生じているにもかかわらず、制御される側の脳活動からは独立して働き得る。機械でこのような機能を備えたものはない。

ニューロンの発火を自ら制御する

動物(サル)が自分の脳にあるニューロンの発火頻度を自ら変えることができるという画期的な論文が1969年に出版された。ニューロン活動のオペラント条件づけ(ニューラルオペラント)である。

オペラント条件づけとは、心理学の教科書には必ず出てくる学習の方法であるが、ある行動が生じたとき、その直後に何らかの刺激(大抵は報酬)を与えたり与えなかったりすることで、その行動が生じる頻度を変化させる手続きである。行動を増やすために報酬を与えることを強化と呼ぶが、強化せずに行動を減少させることも可能であり(消去)、強化の操作で行動の増減を自在に制御できる。

ラットのレバー押しの実験が有名であるが、ヒトの行動にももちろん、オペラント条件づけは可能である。訓練される動物やヒトの側から見れば、強化されたければ自ら行動を増やそうとするし、強化されなくなればその行動を止めてしまう。そしてニューラルオペラントとは、強化により、行動ではなくニューロンの発火を増減させる方法である。つまり動物は、強化されたければニューロンの発火を自ら増やそうとするし、強化されなくなれば発火を減らしてしまう。そして、このニューラルオペラントがサルで実際にできたという。

サルの運動野に電極を刺し、一つのニューロンの発火を1時間近く記録しながら、発火するとサルに報酬を与えたところ(強化)、サルは発火頻度を上昇させ、報酬を与えることを止めると(消去)、発火頻度は元のレベルに戻った。さらに、近接した二つのニューロンの発火を同時に記録し、一方のニューロンが発火したときのみ強化すると、サルはそのニューロンだけ発火頻度を上昇させ、近くにあるもう一方のニューロンの発火頻度は変化させなかった。また、発火頻度が減少したら強化するという手続きに変更したところ、サルは発火頻度をさらに減少させた。

このように脳は、個々のニューロンの発火でさえ、まるで行動のように、自ら増減させ得ることがわかったのである。サルは自身の心(意思)でニューロンの発火を制御したといってもよい。もちろん、サルが自分の脳にあるニューロンの発火が記録されているなどと思っているはずもなく、その頻度をどのように制御しているかは不明であるが、自ら制御していることはまちがいない。

脳の活動である心が同じ脳の活動を制御するという機能をどのように呼べばよいか、難しいところであるが、メタ制御性という呼び方が相応しいかもしれない。「メタ」は心理学でもよく使われる用語であり、「上に立って」あるいは「外側から」というような意味である。たとえばメタ記憶とは、「覚えていることを覚えている」ことである。覚えているのはわかっているが思い出せないという体験は誰にでもあるだろうが、この「覚えているのはわかっている」という部分がメタ記憶であり、思い出したい記憶とは独立に働いており、いわばその記憶を俯瞰しているといえる。脳の活動は、記憶をはじめ、感覚や運動など多様な機能を生み出しているが、そのような活動と機能を俯瞰しているのが心ではないかと考えられる。もちろん心も脳の活動であり、決して神秘的な存在としてどこかに浮遊しているわけではない。

同期発火も自ら制御できる

ニューラルオペラントの実験は、その後も多く報告されており、筆者らも、ラットの運動野と海馬にあるニューロンを対象に行った。運動野は、先のサルの実験やラットを使った他の実験でも選ばれているが、あえて海馬も選んだ。その理由は、ニューラルオペラントも学習の一種である以上、記憶や学習に強く関わっている海馬のニューロンこそ、より大きく変化すると考えたからである。

装置は単純な箱であり、ラットが壁に開いている穴に鼻を入れると(ノーズポーク反応)、報酬として餌のペレットが出てくる。ラットの海馬には、あらかじめ手術により特殊な電極が埋め込まれており、近接した複数のニューロンの発火を検出することができた。

最初に、ノーズポーク反応により、つまり身体で行動することで報酬を得ることを学習させた(行動を強化)。ラットにとってこれは簡単な学習であり、30分ほどでコンスタントに餌を得るようになった。

次に、鼻を入れる穴を隠してしまい、代わりにニューロン集団の発火頻度が一定の値を超えたら報酬を与えた(発火頻度を強化)。つまり、ニューロン集団の発火のみで報酬を得るというニューラルオペラントを訓練した。その開始直後、ラットは動き回るなどの多様な行動を示したが、しばらくすると無駄な動きをしなくなり、餌もコンスタントに出てくるようになった。ラットは自らニューロン集団を盛んに発火させるようになったのである。そして開始後30分ほどで、ほとんどのラットは、ノーズポークという行動で得るよりも多くの報酬を、ニューロン集団の発火で得るようになった。

最後は、集団内のニューロンが互いに同期して発火した場合にのみ報酬を出すようにした

（同期発火を強化）。そうすると、やはり30分ほどで、ラットは次第に餌をコンスタントに出すようになった。ラットは集団内にある複数のニューロンの発火を同期させるようになったのである。ただし、この同期発火の増大ができたのは海馬のニューロン集団だけであり、運動野のニューロン集団ではできなかった。

この実験は２００５年から準備を始めたが、技術的な改良や試行錯誤が続き、つまり、多くの失敗の末に、２０１３年にようやく論文にすることができた。実験をしていると、人は必ずまちがえるということを何度も体験するが、これもその代表例であり、思い出深い実験である。

ヒトのニューラルオペラント

また、動物だけでなく、ヒトもニューロンの発火頻度を自ら制御できることがわかっている。難治性の重度てんかんの患者さんを治療するため、発作が最初に始まる脳部位（病巣）を切除する場合があるが、その手術の前に、病巣を特定するために、脳内に複数の電極を埋め込み、ニューロンの発火を記録し続けることがある。病巣のニューロンは発作が始まる少し前から異常な発火を示すからである。２０１０年に行われた研究では、12人の患者さんの側頭葉内側部にそれぞれ60本以上の電極を埋め込み、発作を待ちながらニューロンの発火を記録し続けた。そしてその間、患者さんの前にあるコンピュータ画面上に有名人の画像を何枚も提示し、どれか一つの画像を見たときにより多く発火するニューロンを特定した(図3-4a)。たとえば、俳優のジョシュ・ブローリン(筆者は知らない)を見たときに発火が増えたニューロンをニューロン1とし、俳優のマリリン・モンロー(筆者は知っているが、若い人は多分知らないだろう)を見たときに発火が増大したニューロンをニューロン2とした。次に、ブローリンとモンローが混在した画像を見せ、ニューロン1の発火頻度が下がり、ニューロン2の発火頻度が上がると、モンローの画像が鮮明になり(図3-4b)、逆に、ニューロン1の発火頻度が上がり、ニューロン2の発火頻度が下がると、ブローリンの画像が鮮明になる(図3-4c)ように設定した。

そして患者さんに、それぞれの画像をより鮮明にするように頼んだ。その際、鮮明にするための具体的方法については何も指示しなかった。そのため、鮮明な画像のイメージを思い浮かべ続けたり、画像の一部に注意を集中したり、方法は患者さんごとに異なっていたが、いずれも、自らの意思で少しでも画像が鮮明になるよう努力した。その結果、患者さん全体の3分の2が、それぞれの画像を鮮明にすることに成功したという。これは、画像が鮮明になることを強化としたニューラルオペラントであり、ヒトも自身の脳にあるニューロンの発火頻度を、自らの意思で上げたり下げたりできたのである。

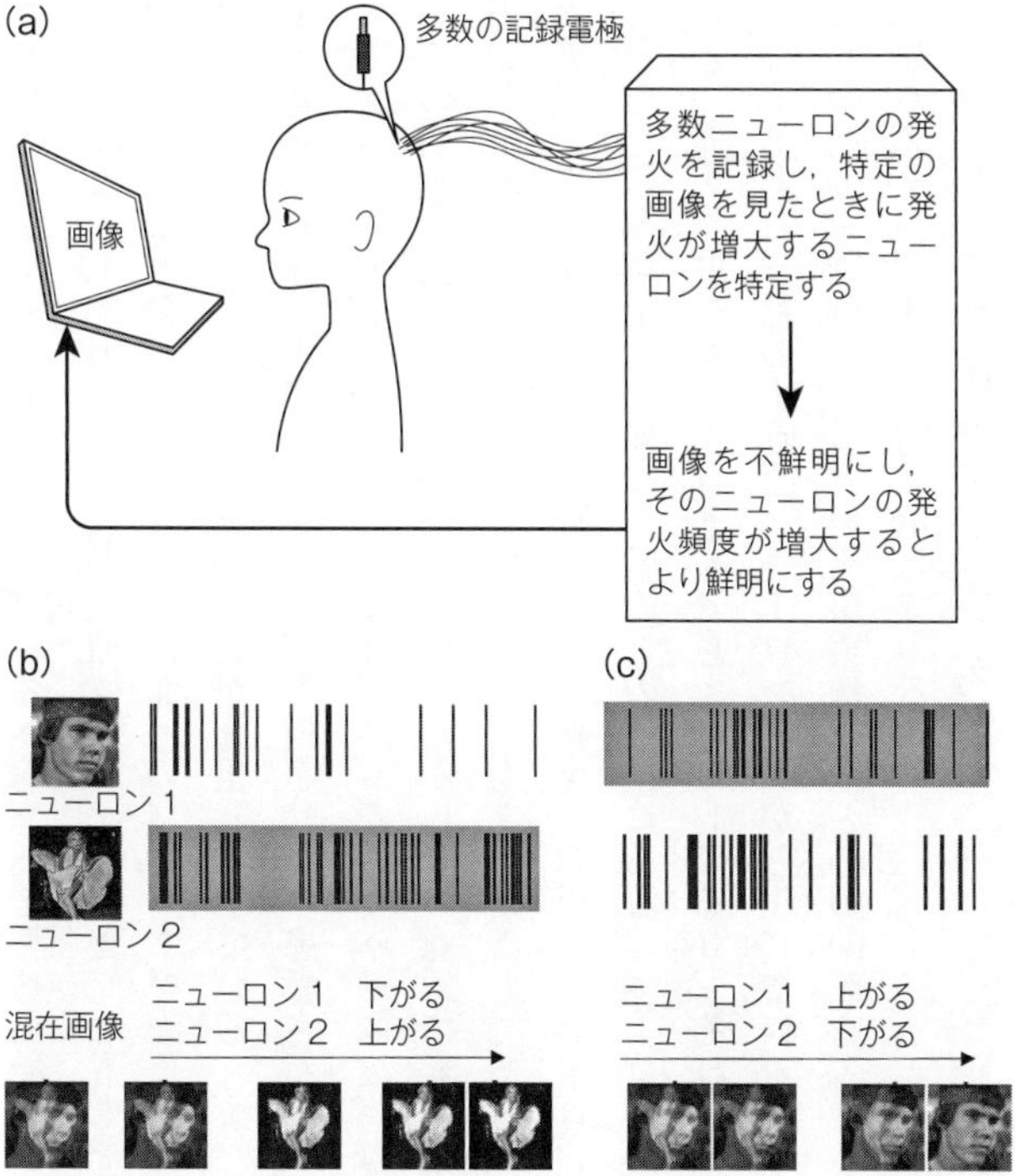

図 3-4　ヒトのニューラルオペラントの研究．(b)と(c)の縦棒はニューロンの発火を表す(Cerf et al., 2010 より改変)

同様の方法で、ヒトのニューラルオペラントを調べた最近の研究では、11人の患者さんの前頭葉、海馬、扁桃体などに電極を埋め込み、それらの部位にあるニューロンの発火頻度を自ら増減させることで、コンピュータ画面上のブロックを上下させることに成功している。この場合、ブロックが思い通りに動くことが強化となっている。また、先の研究と同様、ブロックを上下させる具体的方法については何も指示せず、患者さんは、ブロックを自由に制御するため、たとえば、ブロックが動いているイメージを浮かべるなど、独自の工夫をしながら努力した。

この研究で注目すべき点は、患者さんが自身の意思で発火頻度を増減できるニューロンが、前頭葉にも、海馬にも、そして扁桃体にもあったことである。これは、先に紹介した筆者らの実験、つまりラットが運動野のニューロンも海馬のニューロンも発火頻度を自ら変えることができたという結果と同様に、脳のどの部位にあるニューロンも自ら制御できる可能性を示している。発火頻度を変えようとする意思とは心であり、それは脳のニューロン活動から生じているはずである。そのようなニューロン活動から生じている心が、脳の広範な部位にあるニューロンの活動を制御できるという事実は、脳と心の関係を考える上で非常に重要であり、まさしく脳のメタ制御性を端的に示している。

図3-4で示した研究は、ニューラルオペラントがすぐにできた患者さん(学習成功者)と、な

かなかできなかった患者さん（学習非成功者）のニューロンの発火パターンも詳細に比較しており、ニューラルオペラントを成功させる方策についても詳しく考察している。将来は、手術、薬、電気刺激などを使わず、ニューラルオペラントを活用することで、つまり患者さん自身の心でニューロン活動をよい方向に変化させるという方法で、治療することも可能になるかもしれない。それはまさしく、脳が脳自身を変える治療法である。

ヒトの疾患治療への応用

ニューラルオペラントの手法をヒトに使う場合、手術前の検査という特殊な状況以外には、当然のことながら、脳に電極を埋め込んでニューロンの発火を測定することはできない。そこで、脳を傷つけない非侵襲式の測定法を用いることも試みられており、新たなニューロフィードバックという名称で広がりを見せている。

非侵襲的な測定法の代表は、先にも紹介した頭皮上脳波の記録である。この方法は手軽かつ安全であり、100年以上前から使われている。ヒトの脳活動を測定するより新しい方法であるfMRIや、頭皮上から頭蓋骨を通して脳に弱い近赤外線を照射し、その反射光から脳の血流の変化を測る近赤外分光法（NIRS）もあるが、どちらも血流という遅い現象の変化を見ており、リアルタイムに脳の活動を測定できない。オペラント条件づけでは、増大させたい行動や脳活動が起きたらただちに強化する必要があるため、時間的なずれが生じる方法は、ニューロフィードバックでもほとんど使うことができない。

ニューロフィードバックは、さまざまな精神疾患の治療や発達障がいの改善に活用されつつある。たとえば、注意欠陥多動性障がい（ADHD）の子どもの脳波では、周波数の高いベータ（β）波（14ヘルツ以上）が弱く、周波数が低めのシータ（θ）波（4～8ヘルツ）が多い。しかし、ニューロフィードバックでベータ波を増やしシータ波を減らすことで、注意力が向上することがあるという。その他、うつ病や強迫性障がいの改善についても報告があるが、どのような疾患や障がいであれ、基本的な方法は共通である。まず、それら疾患や障がいに特有の脳波成分を特定し、それとは逆の望ましい脳波成分を増大させるように、ニューラルオペラントと同様の方法で訓練すればよい。

具体的な方法は多様である。たとえば、脳波計測装置とテレビゲーム用コンピュータをつなぎ、望ましい脳波成分が増大するとテレビゲームを思いどおりに操作できるようにすれば（たとえば敵の戦闘機を撃ち落とすなど）、それが強化となり、望ましい脳波成分がさらに増大する。あるいは、望ましくない脳波成分が現れるとゲームを操作できないようにすることで、その脳波成分を減らすこと(消去)もできる。

しかしながら、ニューロフィードバックの効果を確認できなかったという報告も少なくない。また、効果が見られる場合でも、その程度には個人差が大きいこともわかっている。脳波という信号が、非常に不安定かつ非定常だからという理由もある。それに加え、望ましい脳波成分を自ら出す方法は、その人自身が試行錯誤で見つけなければならないからであり、しかもそれが一人ひとり異なるからである。たとえばベータ波を増やすために、ある人は高い場所から海に飛び込むことを想像し、ある人はキャンプ場で料理をしている様子を想像するという。今後、ニューロフィードバックの効果をより確実にするためには、リアルタイムで脳活動をより正確に検出できる測定方法や、自身の脳活動を制御するための、より効率的な方法を工夫する必要があるが、非侵襲という制約があるため簡単ではないであろう。

3 「病は気から」は本当か?

心が脳の活動であるにもかかわらず、ニューラルオペラントの研究から、心(意思)でニューロンの発火を制御できることがわかった。それはまさしく脳が脳自身を制御するメタ制御性を意味している。そこで、もし心のもちようで、脳の不調や脳が制御している身体の不調が改善するという現象、すなわち「病は気から」という現象が本当であるならば、それも脳活動のメタ制御性を示すことになるだろう。そして最近の研究から、心が実際に脳や身体の不調を改善するという事実が明らかになってきた。

信じることで救われる

運動障がいや精神症状が現れるパーキンソン病は、加齢とともに発症率が上がる難病であり、60歳以上では約100人に1人の割合で発症する。原因は不明であるが、脳の中で起きていることはわかっており、黒質という部位にあるドーパミンニューロン（ドーパミンを神経伝達物質として使うニューロン）が死滅したり変性することで症状が現れる。ドーパミンを増やす薬（Lドーパなど）を飲むことで、症状をある程度抑えることができるが、そのとき、実際に脳内でドーパミンが増えていることが確認できる。一方、偽薬、つまりLドーパだと偽った生理食塩水を飲んでもらっても症状が緩和されることがあり、しかも、そのようなとき、脳内のドーパミンも本物を飲んだときと同じように増えているという。

また患者さんの脳内では、視床下核という部位のニューロンが異常な発火を繰り返していることがある。通常、視床下核のニューロンの発火はドーパミンによって抑制されるため、ドーパミンの欠乏が発火を増やしている。この異常な発火も、強力な治療薬であると偽った生理食塩水を注射することで収まることがあるという。これらの効果は、患者さんが本物の治療薬を飲んだり注射されたと信じていなければ起こらない。

偽薬でも、本物であると信じれば症状が治まることがあるという事実はプラセボ効果と呼ばれ、頭痛、胃腸炎、うつ症状などでもしばしば確認されている。しかし、それらは痛みや気分などの主観に対する効果であることから、いわば「気のせい」と解釈されることが多かった。しかし、パーキンソン病における偽薬の効果は、まちがいなく脳内に物質的な変化を起こしており、ニューロンの発火も変えていた。本物の薬であると信じる心が、脳の状態や活動を実際に変化させるのである。つまり、プラセボ効果も、脳の活動から生まれる心がその脳を変えるというメタ制御性をよく表している。

偽薬だけではないプラセボ効果

パーキンソン病については、偽薬以外のプラセボ効果も確認されている。１９８０年代からしばらくの間、中絶したヒト胎児の黒質のドーパミンニューロンをパーキンソン病の患者さんの脳に移植する治療法が試みられたことがある。治療効果を正確に評価する臨床試験のため、患者さんをランダムに二つのグループに分け、一方のグループ(移植グループ)には実際にドーパミンニューロンを移植し、もう一方(偽移植グループ)には手術はしたが移植はしなかった。患者さんには、通常どのような臨床試験でも行われることであるが、あらかじめ、どちらかのグループに入れられることだけが説明され、実際、どちらのグループに入っているかは知らされなかった。そして2001年に発表された論文で、二つのグループ間で症状の改善に差がなく、この移植という治療法には効果がないことが報告された。

しかし、実は患者さんに改善の違いをもたらしたものがあったという。それは、実際のグループ分けではなく、自分がどちらのグループに割り当てられたかという、患者さん自身による推測であった。つまり、偽移植グループに入っていると推測した患者さんよりも、本物の移植を受けたと推測した患者さんに、実際に移植されたかどうかとは関係なく、より症状の改善が見られたのである。これは脳手術のプラセボ効果であり、自分は新しい治療を受けたと思った患者さんの心が、パーキンソン病を完全ではないが治療したのである。

このような偽の手術によるプラセボ効果は、脳だけに限らない。加齢や事故により背骨にひびが入ると、慢性的に背中に強い痛みを感じるようになる。このような脊椎骨折の痛みを緩和する方法に椎体形成術という治療法があり、それはひびが入った部分に医療用の接着剤を入れて固めるという方法である。そして２００９年、この方法の有効性を評価する臨床試験に参加した１３１名の患者さんについて、手術グループと偽手術グループ間の改善具合を比較した結果が発表された。結果は、手術グループと偽手術グループで痛みの改善に差がないというものであった。しかしこれだけであれば、椎体形成術は有効でないという結論になるが、実はそうではなかった。グループ間に差がなかった理由は、手術グループも偽手術グループも、同じように痛みが大きく改善されたからであった。つまり、椎体形成術は明らかに有効であり痛みを改善したが、その手術を受けたと思っただけでも、痛みは同じように改善したのである。

この臨床試験でも、もちろん、患者さんはどちらのグループに入っているか知らされていなかった。しかし、偽の手術をする際も、本物の手術であるかのように思わせる工夫が凝らされていたのである。外科医の態度から事前に推測されないように、手術を担当する外科医にさえ患者さんがどちらのグループに入っているか知らされず、手順通り背中に局所麻酔を注射し、手術用の資材が入った袋を開けたとき、初めて偽手術かどうかわかるようになっていた。手術の手順は本物の手術とまったく同じであり、外科医は台本通り同じように行動し、同じセリフを話し、接着剤のチューブを開け、独特の揮発性の匂いを手術室に充満させ、患者の背中を圧迫し、針を刺す仕草をした。唯一の違いは、実際に接着剤を注入したかどうかだけであった。このような細心の工夫により、偽手術を受けた患者さんも、本物の手術を受けたと信じ、それが本物の有効な手術と同じように痛みを改善したのである。

なぜプラセボ効果が起こるのか?

偽薬によるプラセボ効果は、パーキンソン病治療薬に限らず、多くの薬で報告されている。よく効くと評判だった睡眠薬が、その偽薬を飲んでも同じように眠れることが明らかになったこともある。がん性疼痛を緩和するケタミンという麻薬の効果も、一般に非常に高く評価されていたが、その偽薬も同じように効くことがわかっている。また、外科的な治療についても、狭心症や膝関節炎などの多様な疾患に対する外科的手術の有効性を偽手術と比較した2014年の報告によると、それらの約半数で、偽の手術が本物の手術と同じ程度の改善をもたらしたという。プラセボ効果の範囲は想像以上に広く、特にさまざまな疾患や手術に伴う苦痛を心が制御できることがわかってきた。

それでは、心はどのようにして苦痛を減じているのであろうか? 痛みを感じることに関わるニューロンの発火を減らしているのであろうか、それとも、痛みを減らすための生化学的な作用を脳にもたらしているのであろうか？　どうやら後者の可能性が高いらしい。

口腔外科の手術後の患者さんに、強力な鎮痛薬だと説明して偽薬（生理食塩水）を注射したところ、約3分の1の患者さんの痛みが著しく改善した。そしてその改善した患者さんに対し、何も知らせずにナロキソンという薬を注射したところ、また痛みがぶり返したという。ナロキソンには、脳内で産生されるエンドルフィンという鎮痛物質の働きを阻害する作用がある。エンドルフィンはモルヒネやヘロインと同種の化学物質であり、強力な鎮痛作用をもつ。その鎮痛作用がナロキソンの注射によりなくなり、痛みが再発したということは、偽薬のプラセボ効果で痛みが治まっていたとき、脳内では実際にエンドルフィンが産生され働いていたことを意味している。事実、エンドルフィンは心拍と呼吸の低下を引き起こすが、プラセボ効果があった患者さんにも心拍と呼吸の低下が見られた。プラセボ効果がもたらす鎮痛作用は、幻想でも思い込みでもなく、実際の薬と同じメカニズムにより、物質的な変化を脳と身体に引き起こしていたのである。

このようなプラセボ効果とそのメカニズムは、医療現場以外でも確認されている。高い山に登ると、頭痛、めまい、吐き気などの症状が現れることがある。いわゆる高山病である。それは、高山では空気が薄くなり血中酸素濃度が低くなるため、脳が血流を増やそうとしてプロスタグランジンという物質を産生するからである。プロスタグランジンには血管拡張作用などがあるため、脳内の血管が急激に拡張することにより激しい頭痛やめまいが起こる。そのような高山病の症状は酸素吸入することで改善するが、ただの空気を高濃度酸素だと偽り吸入させても改善することがある。このような改善効果が見られた人の血液に含まれるプロスタグランジンの濃度を測定すると、明らかに低下しており、血管の拡張も収まっていたという。

もちろん、プラセボ効果には限界もある。高山病の例でも、頭痛は収まっても血中酸素濃度は低いままであった。また腫瘍性の疼痛を軽減しても、腫瘍自体が小さくなったわけではない。つまり、痛みや麻痺などの自覚症状を伴わない疾患に対しては恩恵が期待できない。しかし、痛みをとるなどの自覚症状の改善が、身体のさまざまな機能、たとえば消化器系の働きを改善し、免疫系を賦活することはすでにわかっている。

特に免疫系については、従来は独立したシステムと考えられていたが、現在は神経系とつながり密接に相互作用していることがわかっている。主要な免疫系の臓器である脾臓や胸腺には神経線維がつながっており、神経伝達物質の受容体が免疫細胞の表面にあることも確認されている。悩みなどの精神的なストレスが免疫機能を低下させ、さまざまな病気になりやすくさせることは広く知られた事実であったが、それには生物学的な根拠があったのである。

4　ＡＩは脳になれない

脳は人が考え得る精密機械とは異なっているが、脳を真似している、あるいは脳に近づいている機械があるという。それはＡＩ（人工知能）と称されるシステムであり、高性能の機械（コンピュータ）で動作するプログラムである。従来、ヒトが行ってきた作業のうち、言語を介したコミュニケーションをＡＩが担当する場面が目立っているが、その他、医療分野における画像解析や車の自動運転などでも活用されつつある。ヒトの身体が行ってきた力仕事を動力機械が担当するように、ヒトの脳が行ってきた作業のいくつかをＡＩが担当するようになりつつある。このことから、ＡＩはいずれ脳と同じように働くようになり、将来、ヒトの脳を超えた人工脳に発展するという予測も出てきた。

しかし、ＡＩが脳と同じように働くようになれば、ＡＩも心をもつということになるが、それはあり得るのだろうか？　そもそも、現在流布している「脳を真似たＡＩ」というのは、本当に真似しているのだろうか？

脳を真似てはいない

ＡＩとは、人の作業をサポートしたり、人の代わりを務めたりするために開発されたコンピュータプログラムである。最近、その性能は急速に向上しており、将棋ではプロ棋士を打ち負かし、医療現場では人が見逃してしまうような病変を見つけ出し、自動車の自動運転も実現に近づいているらしい。人が苦手とする作業、あるいは人ができない作業を担当するシステムとして、今後も活用されていくことはまちがいない。なぜここまでＡＩが実用化されるようになったのか、その主な理由は二つある。一つは、従来から続いているコンピュータの性能（演算速度と記憶容量）の飛躍的向上であり、もう一つは、やはり従来からあるニューラルネットワークを発展させたディープラーニング（深層学習）という新たな計算方法（アルゴリズム）の開発である。

ニューラルネットワークとは、ニューロンがつながった神経回路の動作を真似た数学的モデル、つまり計算式である。その真似ている神経回路の動作とは、第１章でも述べたように、一つのニューロンに複数のニューロンからの入力が同時にあると、そのニューロンが発火し、それが次のニューロンに伝わるという一連の動作である。またそれに、ニューロンが発火すると、その入力部分つまりシナプスが変化することでニューロンの感受性（ニューラルネットワークでは重みづけと呼ぶ）が増し、次の入力の効果がより大きくなる、という動作も加わる。このように振る舞うネットワーク（計算式）が、入力層、中間層（隠れ層ともいう）、出力層に分かれて存在し、入力された情報を入力層↓中間層↓出力層と処理していくことで、最適な答を出していく。ディープラーニングとは、この中間層の数を増やしたニューラルネットワークであり、その結果、答の精度を飛躍的に向上させることに成功した。この成功には、新たなアルゴリズムの開発はもちろんであるが、多くの層にまたがる膨大な計算量を短時間でこなせる高性能コンピュータの登場が大きく寄与している。

しかし、このようなディープラーニングにより本格的な実用化が始まったＡＩについて、奇妙な説明を目にすることが多い。それが「ヒトの脳の動作をモデル化したネットワークである」という説明である。たしかにディープラーニングの基礎にあるニューラルネットワークは、ニューロン間の信号伝達を真似ているが、ここまでに詳しく説明したように、実際の脳では一つのニューロンに数千の入力部分、すなわちシナプスがあり、そこでは非常に不確実で確率的な信号伝達が行われている。しかも、入力を担当する樹状突起上で生じる信号の逆方向伝播、変化することがない直接結合である電気シナプス、軸索を覆うミエリンの変化による信号の伝達速度の調整、電気信号以外に軸索上を機械的に伝わる圧縮波などが、脳の信号伝達には関係している可能性がある。さらには、シナプスを介さない細胞外スペースにおける神経修飾物質の拡散や、そこを電場とした信号伝達も関わっているらしい。つまり、脳の動作はまだ未解明であり、それをモデル化することは不可能なはずである。

他にも「脳内のネットワークが徐々に学習を重ねることで画像や音声を認識するという方法を真似ている」あるいは「大脳皮質の神経回路構造を真似て」などの説明もよく見るが、どちらも実際の脳ではよくわかっていない。ヒトの認識のメカニズムはいまだ不明であり、それが徐々に学習を重ねることで可能となるとは、必ずしもいえそうにない。動物の幼体やヒトの乳幼児は、かなり初期の段階から人の顔を他の物体と区別できるからである。

また、大脳皮質の回路構造は当初の予想よりはるかに複雑で、その解明は困難をきわめている。ヒト脳の神経回路の構造を完全に解明することを目指すヒトコネクトーム計画が始まったのは2009年であった。しかしこれまでに、302個のニューロンと7800カ所のシナプスしかもたない全長1ミリの線虫(C・エレガンス)の神経回路構造を解明しただけである。この脳をもたない小さな虫を相手に10年以上の歳月が必要であった。一方、ヒトの脳には1000億のニューロンと500兆のシナプスがある。コネクトーム計画は現在、ハエの神経回路構造に取り組んでいるが、それが解明された後、ようやく哺乳動物のマウスに取り掛かるらしい。

もちろん、このような批判は、決してＡＩの価値を否定しているわけではない。また、言葉尻をとらえたり揚げ足取りをしたりしているわけでもない。ＡＩの研究者が「脳を真似て」というとき、それは「現時点でわかっている脳の概略からヒントを得て」というぐらいの意味であり、脳が完全にわかっているとは誰も思っていないであろう。しかし、脳についてこれまでわかってきた断片的な知見や、教科書に載っているような概略こそが本質であるとは、現時点ではとてもいえないであろう。現在、次々と見つかっている詳細な構造や機能が、あるいは、まだ見つかっていない構造や機能が、きわめて重要である可能性も高い。

脳とは本質的に異なる

ＡＩが脳を真似ているという言動をしっかり批判しなければならない理由がもう一つある。それは、ＡＩの研究者の一部が(少数ではあるが)、ＡＩの研究が、特にディープラーニングの研究が、逆に脳の神経回路で起きていることを明らかにすると本気で考えているからである。ＡＩが人と同じように画像を認識できると、脳はＡＩのような方法で画像を認識していると考える。あるいは、先に示したメタ記憶(覚えていることを覚えていること)のような高次な機能も、ＡＩで同じように実現できることがわかっているが、そこから脳はメタ記憶をＡＩのような方法でつくっているると結論するのである。しかし、これはさすがにまったくまちがっている。空を飛ぶ飛行機をつくっても、それが、鳥が空を飛ぶメカニズムを明らかにしたわけではないのと同じである。

繰り返しになるが、ＡＩは膨大なデータをきわめて高速に処理できるコンピュータ上で動作しているプログラムである。その動作の基本は、同じ電圧と形をもつデジタル信号のオン・オフだけであり、オンを１、オフを０として使う2進数だけで論理演算と信号処理を行っている。このデジタル信号はきわめて高速に動作し、現在の標準的なパソコン（インテルのCore i7搭載）でも、１秒間に８００億回の浮動小数点演算が可能である。浮動小数点とは、数字を$X \times Y^{Z}$（YのZ乗にXをかける）の形式で表すことであり、桁数の大きな数字でも同じ形式で表せるという利点があるが、計算に時間がかかるため、コンピュータの性能（演算速度）を見るときにあえて使われることが多い。演算の回数にはフロップス（flops）という単位が使われ、１秒間に８００億回であれば80ギガ・フロップスとなる（１ギガは10億）。もちろん高性能のＡＩには、標準的なパソコンよりもはるかに高性能なコンピュータ、あるいはスーパーコンピュータが使われることが多い。

一方、先に述べたように、ニューロンの発火は１回に約１ミリ秒を要するため、１秒間にせいぜい100回が限度である。しかも、それが次のニューロンに信号を伝える際には、膜電位というアナログ的な変化を介するため、数ミリ秒の遅れが生じる。またいうまでもなく、脳が1秒間に演算できる浮動小数点は、たとえ暗算の名人でも1〜2回が限度であろう。しかも、コンピュータの回路を流れる電気信号は、神経線維を流れる信号より数百万倍も速い。さらに、ニューロンは増殖することがあり、神経回路の構造は常に変化しており、また損傷されても他の回路が変化し機能を代償する。このようにコンピュータと脳は、構造についても、またそこを流れる信号についても、まったく性質が異なっている。コンピュータ上のプログラムであるAIの動作が、脳の動作を解明する上でまったく参考にならないことは明らかである。

AIの脆弱性

たしかにAIは多くの場面で人にとって代わり、また人の能力を凌駕しつつある。しかしそのことは、すべての面で人の能力を超えていくことを意味しない。AIは特定の場面でのみ使える能力しかもたないからである。当時、世界最強の囲碁棋士であったイ・セドル九段を破ったAI「アルファ碁」は、囲碁以外は何もできない。一方、イ・セドルは、言語を自由に使うことはもちろん、料理もし、小説も読み、映画も楽しめる。AIの高性能化は、専用システムとしての高性能化にすぎない。そして高性能化とはうらはらに、ＡＩの脆弱性と危険性が次第に指摘されるようになってきた。

現在のＡＩが得意とする分野の一つが画像認識(パターン認識)である。ディープラーニングとコンピュータの高速化が相まって、過去の膨大なデータを検索し比較することで、人が見逃してしまうような些細な画像の変化を迅速に検出できるようになった。しかし同時に、人の認識にはまったく影響しない些細なノイズが混ざるだけで、非常に不可解な回答を出してしまうことが、しばしば報告されている。

たとえば、交通標識を認識する際、「止まれ」と書かれた標識の一部に小さなシールを貼るだけで、ＡＩは「時速45キロメートル制限」というまったく異なる標識と判断した。あるいは、道路を横切る人と、風で飛ばされてきたポリ袋を区別できなかったこともあるという。人はまちがえるとはいえ、これらはさすがにあり得ないミスであり、ＡＩによる自動運転の車など、まだとても怖くて乗れない。また、画像全体に非常に薄いノイズを重ねるだけで、まったく違う画像であると回答することもわかっている。パンダの画像に、人にはほとんどわからないようなノイズを重ねるだけで、雄羊であると回答し、全体の色調を変えると、今度はテディベアと回答した(図3-5)。これではＡＩによる病理診断など、まだとても信用できない。

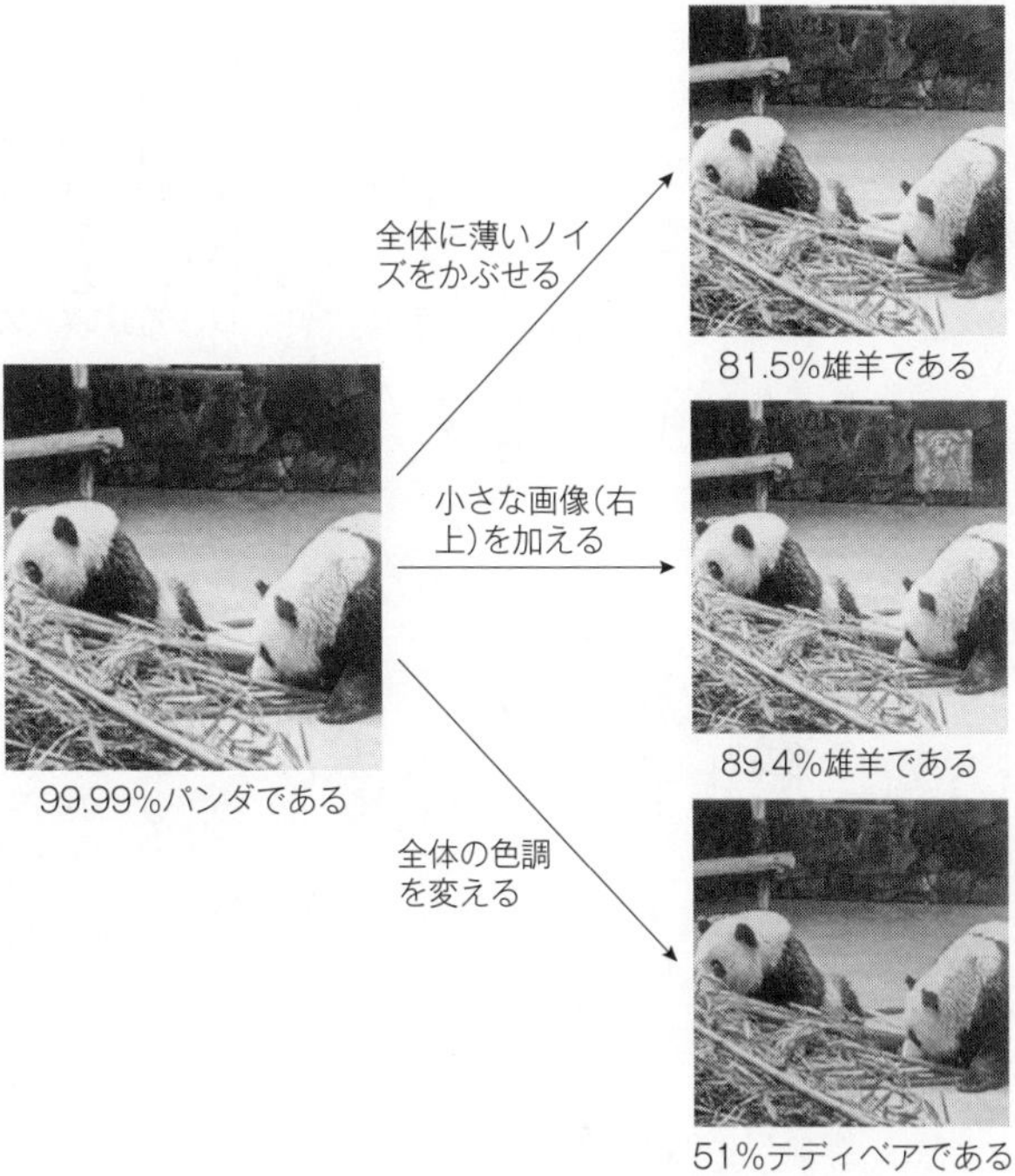

図 3-5 AI による画像の判定ミス(『別冊日経サイエンス 239』より改変)

このようなミス、つまり誤認自体、大きな問題であるが、さらに大きな問題は、ＡＩがなぜ誤認したのかという理由が、なかなかわからないことである。計算方法もプログラムも人が開発したものであるから、どこに原因があるのかすぐにわかると思いがちであるが、そうではない。たしかにプログラムにより実行されるプロセスを丹念に追うことは可能である。しかし、コンピュータの性能の向上を最大限活用し、膨大なデータを膨大な計算で処理することができるようになった結果、そこで計算され処理される膨大な量の数字を人が追えなくなっており、どこの計算結果が悪かったのかわからないのである。そしてこのことは、ＡＩのミス、つまり、もとは人がつくったプログラムのミスを回避する方法もわからないことを意味する。

現在、インターネット上で共有されているプログラムを利用しリモートでＡＩを騙す方法(アルゴリズム)がいろいろと考案されており、実際、多方面でＡＩを混乱させている。このような、いわゆる「敵対的攻撃」は、これからもますます増えるであろうが、ＡＩのどこがどのように混乱したのかわからないことが多い以上、防衛は苦戦を強いられている。

ＡＩは人になれない

これまで述べてきた事実からわかるように、ＡＩが認識する方法は、人が認識する方法とまつたく異なっている。たしかにＡＩの機能は向上したが、決して人に、つまり脳に近づいてはいない。そもそも、脳とはまったく違う人工的材料からつくられた構造物（コンピュータ）の中で動作し、脳とはまったく違う方法で信号を伝達し処理しているのであるから、同じようなシステムであるはずがない。もちろん脳にはＡＩに必要な起動ボタンやプログラム開始の命令も必要ない。構造、動作、働き方のすべての面でまったく違うものである以上、脳が生み出す心をＡＩも生み出すと考えることには、当然、無理がある。ＡＩが自由意思をもつことはあり得ず、常に与えられた課題や目的に向かって動くだけである。

それでも、いつかはＡＩが脳に近づき、さらに脳を超えたスーパー脳となり、心をもち、人にとって代わったり、あるいは人を征服して従えたりする可能性があると、真剣に論じられることがある。心をもつＡＩは必ずつくれるという主張である。しかし、そのような主張には、脳に関するいくつもの誤解がある。典型的な誤解は次のようなものである。

(1)脳はニューロンとそれをつなぐシナプスの動作だけで働いている。

(2)すでにニューロンとシナプスの基本動作は明らかになっているのだから、神経回路の動作を数式で記述しプログラムで実現することは可能である。

(3)遠からずヒトの脳の完全な配線図ができ上がるから、それを電子回路で再現することも可能である。

(4)たとえ完全な配線図がなくても、ニューロン間の接続には規則性があるため、神経回路をプログラム上で構成することは可能である。

(5)単純な神経回路の動作をプログラムで再現できれば、あとはそれを増やし重ねていけば脳の動作になる。

もちろん、本書をここまで読まれた方はおわかりであろうが、(1)〜(5)はすべてまちがっている。たしかに現時点では、ニューロンとシナプスが脳の動作の主要部分であると考えられており、本書も、脳がなぜまちがえるのかについては、シナプスを介したニューロン間の信号伝達から説明している。しかし、それだけで脳のすべてが働いているわけではないことも事実であり、すでに述べたように、未知な要因がいくつも存在している。

また、ニューロンとシナプスの基本動作も、生きて働いている脳についてはまだよくわかっておらず、特にシナプス可塑性については謎が多い。ヒトの脳の配線図ができるかどうかも定かではなく、もしできるとしてもかなり遠い将来である。しかも、水頭症という極端な例で示したように、大きな個人差があることもまちがいない。

また、マウスやラットの脳でさえ、その膨大な数のニューロンをつなぐ規則性はよくわかっ

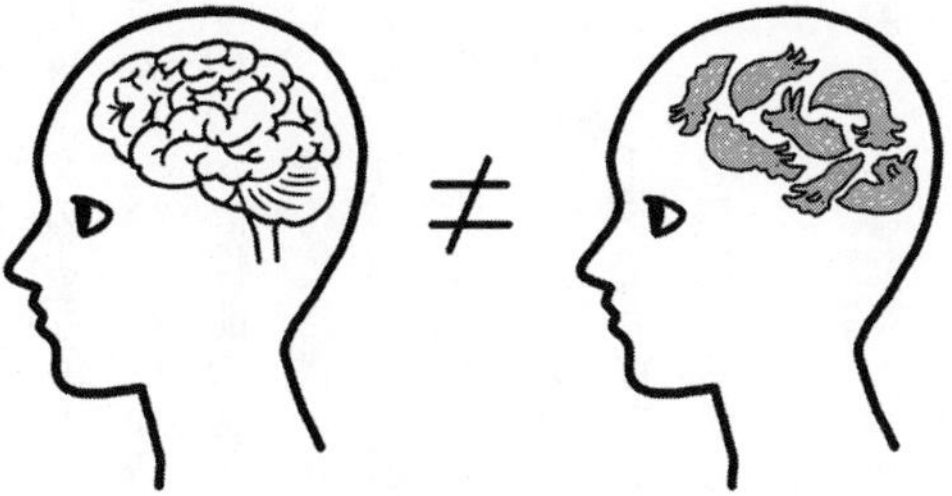

図3–6 ヒトの脳は単純な神経回路の単なる集合ではない

ていない。たしかに、線虫やアメフラシなどの単純な神経回路の規則性と信号伝達はわかっており、それは基礎的メカニズムを知る上で非常に大きな成果ではあるが、それがそのままヒトの脳という超複雑な神経回路でも起きているという保証はなく、多分そのままではない。もしそうであるなら、わたしたちはアメフラシの大集合体にすぎないことになる（図3–6）。

心は数式で表せない

いつかAIが特定の課題専用のシステムではなく万能のシステムになり、心ももちうると主張する人たちが好む言葉がシンギュラリティ（技術的特異点）である。これは、技術が果てしなく進歩するという考え方であり、AIが進歩すると、その進歩したAIがさらに優れたAIをつくり、それがさらに優れたAIをつくるということを繰り返すことで、現在では予想もできないスーパーAIができると考える。しかし、それでもAIがコンピュータという機械で動作するプログラムであることは変わらないであろうし、そもそも、技術の進展が永遠に続くという発想にも無理がある。どんな技術にも制限があり、実際、コンピュータの処理能力はそろそろ限界に近づきつつあり、論理演算からなるプログラムがプログラム以上の何かになるとは考えにくい。

いつか高性能なAIを搭載した高性能なコンピュータがヒトの脳を完全にコピーし、その内容、つまり心を読み出してコンピュータ上にダウンロードできるようになるという予想もある。あるいは、心を読み出してコンピュータに移し、それを他者の脳にインプットすることで、言葉を介さずに人と人が直接コミュニケーションをとれるようになるという予想もある。しかし、これらはとてもありそうにない。もし、心がコンピュータ上に移せるとすれば、それは心がコンピュータで計算できるデジタルデータ、つまり数列、関数、数式等ですべて記述できるということを意味するからである。たしかに、キアヌ・リーヴスが主演したSF映画の大傑作「マトリックス」では、そのような未来が描かれていた。しかし、それは映画の世界だけである。数字や数学は、しょせん人が考え出した方法であり、自然界には、人の行動も含め、数式で忠実に記述できない現象は山ほどある(大まかな確率でなら記述できるのかもしれないが)。脳の中で起きているアナログ的で超複雑な現象も、またそこから生まれる心も、そのような現象の一つであると考えるべきである。

ＡＩの性能は今後も向上し、一部では人の能力をますます凌駕していくであろう。しかし、ＡＩが指す将棋が、どんな名人よりも強くなった現在でも、人々は将棋を楽しみ、藤井聡太さんの勝利に感動し、対局中の昼食で何を食べたかまで知りたがる。どうせＡＩの方が強いのだからと考え、将棋が面白くなるということはない。ＡＩが人ではないことがわかっているからである。２００８年の北京オリンピックでウサイン・ボルトが9秒69という驚異的な世界新記録を出したとき、どうせ車の方が速いのだから大したことではないと考えた人はいなかったであろう。車が人ではないことがわかっているからである。

今心配すべきことは、ＡＩが人になることや、ＡＩによる人の支配ではなく、この便利な道具のプログラムミスであり、すでに問題となっているその誤用と悪用である。

コラム３　オンライン会議や授業は脳に影響するのか？

2020年1月あたりから始まった新型コロナウイルス感染症（COVID-19）の拡大に

より、会社でのオンライン会議や学校でのオンライン授業が一気に広まった。以来、人と人とが直接会わず、ディスプレイを介してやり取りすることが、人の心、つまり脳の活動にどのような影響をおよぼすのか、多くの研究が行われている。現時点では、それが孤独感と抑うつ状態を増大させることは、まちがいなさそうである。

会社や学校に通い、そこで活動することは、意図せずとも多くの他者と接し、多様な刺激を受け、身体をかなり動かすが、オンライン方式により、ほぼ1日中同じ部屋の同じ場所に座っていることが多くなる。特に抑うつ状態については、それを予防し改善する唯一確実な方法は、屋外での適度な運動であることがわかっているが、それさえ奪われた状態になってしまう(もちろん通勤や通学も運動である)。行き過ぎたオンライン方式の多用は、他者との接触を含む適度な刺激と身体運動を奪うことで、脳に悪影響をおよぼしていることはほぼ確実である。

それにもかかわらず、日常的なオンライン方式をさらに増やそうとしている会社や学校もある。日本私立大学連盟も、現在60単位以内と定められているオンライン授業の制限を撤廃するよう文部科学省に要求している。パンデミックのような非常時にはそれも仕方ないだろうが、このような制限の撤廃要求が、学生のためではなく、教室などの設備と教員数を最小限に抑えながら学生数を増やすという経営戦略から出ているのであれば、教育にたずさわる者として失格である。

また、オンライン会議や授業の多用は、当然、パソコン(PC)やスマートフォン(スマホ)に接する時間を大幅に増大させる。そして、PCやスマホの長時間にわたる操作が脳に悪影響を与えることは、これまで数多く報告されている。たとえば、PCやスマホは記憶装置でもあり、覚えておくべき資料などをそこに簡単に保存できるため、人の記憶には残らないことが多い。外部に記憶装置があれば自身の記憶装置(脳)を使わなくなるのは当然であり、使わなければ劣化することも当然である。また、スマホの長時間あるいは高頻度の使用が、オンライン方式の多用と同じ理由で、うつ病の危険因子であることもわかってきた。その他、孤独感の増大、自己肯定感や幸福感の減少、学力の低下なども指摘されているが、これらも現実世界の刺激や適度な身体運動の減少に起因している可能性が高い。

なお、オンライン方式を対面方式のようなリアルな場面に変える方法として、仮想現実(VR)を体感させるシステムを使うことも考案されており、一部では実践されている。具体的には、両眼とその周辺を完全に覆うヘッドマウントディスプレイ(HMD)をかぶり、両手でもったセンサーを腕の動きと指で操作することで、HMD内に見える会議室や教室などのVR空間内にいる自分の分身（アバター）を操作する。VRの会議室や教室にはネットワークでつながっている他者のアバターも存在しているため、そこでリアルな場面と同じように会議をしたり、授業を受けたりすることができる。しかしそれがリアルな空間とだいぶ異なることは、脳の活動にも現れる。

たとえば、目の前に大きなディスプレイをいくつも並べることで、ラットにVRの迷路空間を見せ、頭を固定されたラットが足を動かすと、まるで本当に走っているかのように迷路の光景が動くように設定した実験がある。ラットにVRの迷路を走らせているわけであるが、本来、迷路の場所に応じて現れるはずの海馬のニューロン（場所細胞）の発火が、不規則に現れることが多かったという。つまりVRは、現実世界とは異なる脳の活動を引き起こしていたのである。ヒトでも、特に成長期の子どもは、眼球運動がまだ不安定な時期でもあるため、現実の物理法則に反する動きをVRで何度も体験すると、眼球を制御する神経回路に支障をきたす可能性がある。さらに、VRを長時間にわたり経験すると、衝動性を抑える抑制機能が低下し、VRで見た光景や経験を現実であったかのように混同することも起こるという。

ただし、このようなVRによる脳の変化を治療に活かすことも可能であり、それが、さまざまな原因で生じるようになった慢性痛の軽減である。たとえば右腕を動かすと激しい痛みが生じる場合、痛まない左腕で、VR空間内にいる自分のアバターの右腕を操作する。つまり、右腕を動かしているのに痛くない自分(アバター)を経験させると、リアルな世界に戻っても右腕の痛みが大幅に軽減するという。

これは、たしかにVRの有効な活用法である。しかし同時に、このことは、脳がVR空間内での経験により変化すること、またその変化が、VRを離れても持続することを意味している。この事実は覚えておくべきであろう。

第4章

迷信を超えて

——脳の実態に迫るために

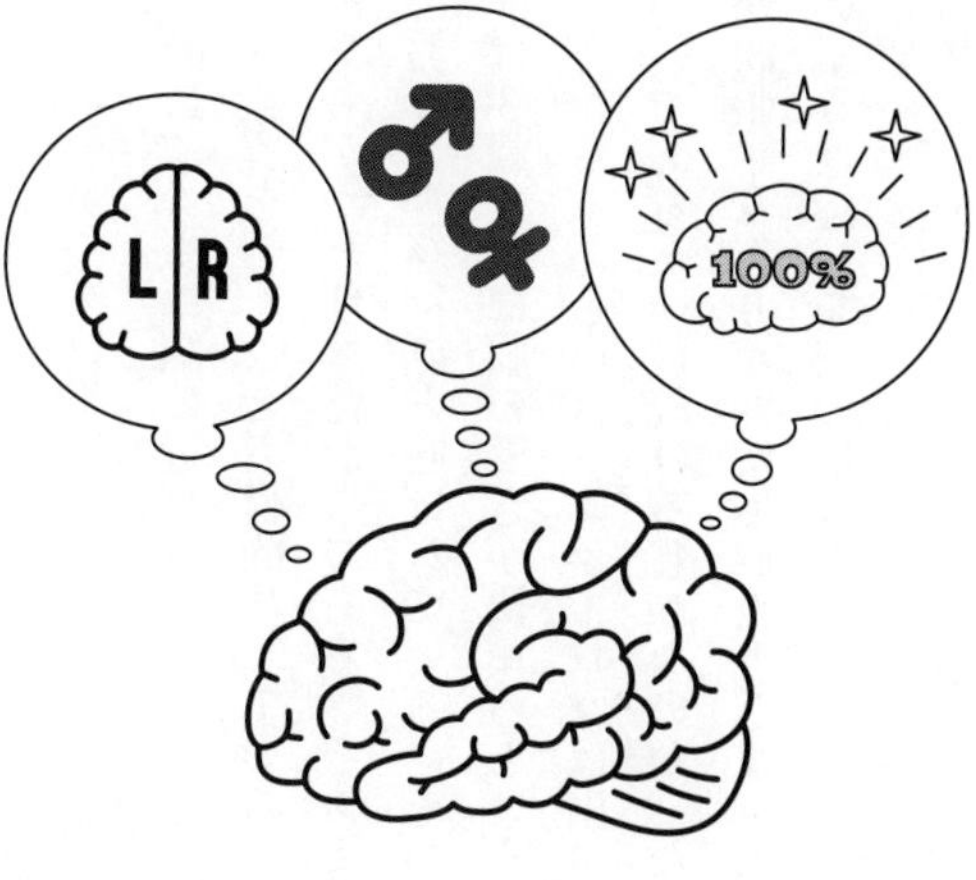

1　脳は迷信の宝庫

本書の目的は脳の実態を伝えることであるが、同時に、ＡＩは脳に近づき心が宿ると信じている研究者のように、脳はもうわかっている、という誤解を解くことも目的にしている。なぜなら、わかっているという誤解は、脳を単純化したまちがった理解だからである。そのような誤解、つまり脳の迷信は、これまで数多く広まっており、神経神話と呼ばれている。そのいくつかは、筆者が学生であった頃から存在する。ヒトは3歳までに脳の働きが決まるという3歳児神話や、自閉症は親の育て方で脳に障がいが生じたから、あるいは、ニューロンは出生後は増えず1日10万個死ぬ、などは、根拠のないまちがいであるといい続けるしかないが、なかなか根強い。さらに、かつて研究者が発表した結果が誇張されたり、曲解されたりしている場合は、なおさら根強く、消し去ることが難しい。そのような迷信を三つ取り上げる。

左右の脳はほぼ同じ(反右脳左脳神話)

大脳の左半球と右半球の働きが異なるという、半球機能差は有名である。それを示す研究論文や専門書はこれまで数多く出版されており、現在も研究は進んでいる。一般に知られているヒトの半球機能差は、左半球(左脳)が言語や論理に関わっており、右半球(右脳)は感性や視空間認知に関わっているというものである。このことから、個人をその得意とする能力に基づき、左脳人間と右脳人間に分けたり、論理能力を高めるため左脳を鍛え、感性を高めるため右脳を鍛えます、などと謳うビジネスも生まれたりしている。しかし、そもそも論理や感性が脳のどこで処理されているのか、ほとんどわかっていない。左脳と右脳のどちらかが関わっているという証拠もない。現在、唯一いえるのは、言語機能が左脳で優位な人が多いということぐらいである。

なぜ、言語機能以外では証拠がないといえるのか。その理由は、左脳と右脳で働きが違うというデータが、両半球をつなぐ脳梁をすべて切られる脳梁全離断という手術を受けた患者さんから得られた結果だからである(ほとんどの場合、脳梁以外に両半球をつないでいる前交連と後交連も切られている)。これは、ずいぶん大胆な手術であるが、患者さんの大脳半球どちらかにてんかんの病巣があり、そこから発生する発作波が脳全体に広がり大発作となることを防ぐために行われてきた。1940年代から始まり、これまで世界中で大勢の患者さんが受けてきた手術である。しかし近年は、まず、抗てんかん薬の投与が最初であり、それが効かなければ発作の病巣の切除（焦点切除術）が試みられ、その効果がみられない、あるいは病巣がはっきりしない場合に、最後の選択肢として脳梁全離断が行われるようになってきた。現在は、世界中で年間500件ほど行われており、国内でも年間30〜40例が報告されている。

左右の大脳半球はそれぞれ身体の反対側を支配しており、右腕や右足の運動や感覚は左脳が担当し、左腕や左足の運動や感覚は右脳が担当している。しかし、眼と脳の関係はそのように単純ではない。図4－1は両眼と脳の接続を上から見た図である。左眼と右眼それぞれのうしろ（網膜）から脳に入っていく線をたどると、どちらの眼からも脳の両方の半球に入ることがわかる。見たものの像が、どちらか一方の半球にしか入らないということは、普段はあり得ない。

そこで、右脳と左脳それぞれの働きを調べるためには、工夫した実験が必要となるが、まず、脳梁全離断を受けた患者さんに参加してもらう。患者さんには、目の前のスクリーンの中央（注視点）をじっと見つめてもらう（図4－1の上部の中央）。注視点の右側を右視野、左側を左視野と呼び、右視野に物体や言葉を一瞬（0・1秒ぐらい）提示すると、それらは左脳のみに入る（両眼から脳に入る実線）。また、左視野に物体や言葉を一瞬提示すると、それらは右脳のみに入る（両眼から脳に入る破線）。なぜ一瞬だけ提示するかというと、0・2秒以上提示してしまうと、それ

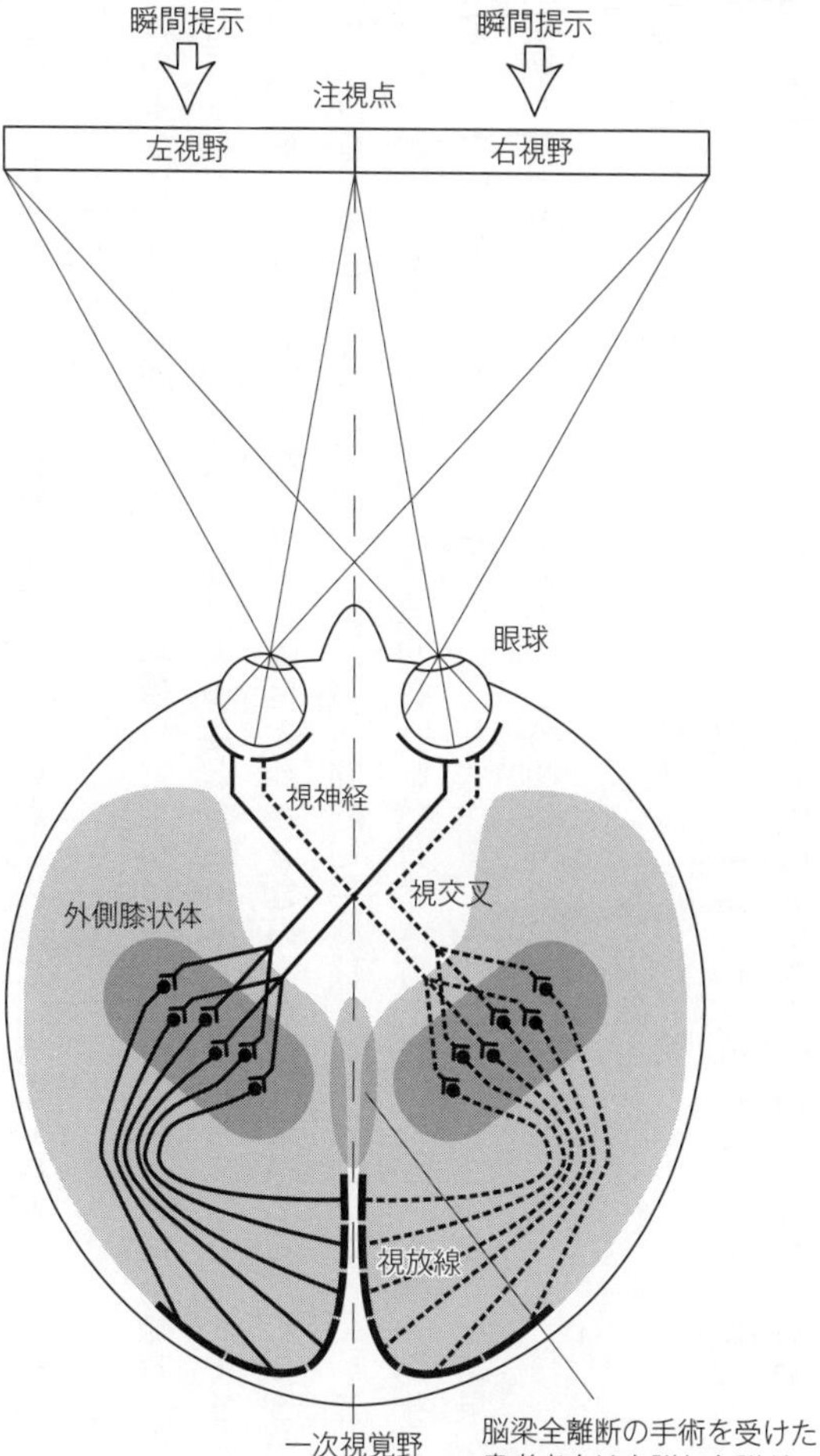

図 4–1 脳梁全離断者の左右半球機能差を調べた方法．眼球と脳の接続は一般人と同じである

をよく見ようとして注視点から視線が動いてしまい、つまり、注視している点が左右どちらかに移動してしまうため、右視野に提示したものが左視野に、あるいは左視野に提示したものが右視野に入ってしまうからである。

このようにして瞬間的に提示された物体や言葉が何であったのか、脳梁全離断の患者さんに答えてもらったところ、言葉は左脳に入ったときに素早く正確に答えることができた。一方、複雑な図形、絵画、顔写真などは、右脳に入ったときの方がやや素早く答えることができた。このような結果が、左脳が言語、右脳が視空間認知や感性という根拠となっている。しかし、左脳が言語を得意としているという結果は比較的はっきりしていたが、右脳の結果はそれほど明確ではないことが多かった。そして何よりも注意すべきことは、このような結果が左脳と右脳が切り離された患者さんで得られたという事実である。

切られていない脳の働き

知りたいことは、普段、わたしたちの左脳と右脳がどのように働いているかである。もし、脳梁全離断手術を受けていなければ、左脳と右脳は3億本もの軸索からなる脳梁によってしっかりつながっており、常に一緒に働いている。たとえ右視野か左視野の一方のみに刺激を瞬間的に提示されても(日常では滅多に起こらないが)、左脳に入った刺激はすぐに右脳に届き、右脳に入った刺激はすぐに左脳に届いてしまう。また、普段わたしたちの視線はじっと止まることはなく、1秒間に何回も上下左右に動いている。そのため注視点も常に移動し、右視野と左視野も常に入れ替わるため、見ているものは絶えず左脳と右脳の両方に入っている。

このようにわたしたちの脳は、左脳と右脳が常に同じ入力を受けながら同じように働いており、ほとんど同期して活動していることが、脳波やfMRIの計測で確かめられている。もちろん、左脳と右脳のどちらかを働かせたり、どちらかを鍛えたりすることなど到底不可能である。

ただし、言語に関しては、脳損傷で生じる言語障がい(失語症)や、普段の脳の活動を調べたfMRIの結果から、左脳との関わりが明らかになっている。一方、右半球を損傷した人たちには、視空間認知や顔の認知が損なわれるという報告もあるが、必ずしも結果は一定していない。このように、言語だけは例外的に一方の半球(左脳)との関係が強いが、それでも言語を理解したり話したりしているときに、左脳だけが働いているということはない。両半球が活動していることがわかっており、右脳も協力していることはまちがいない。たとえば、右脳の損傷で文章の深い意味(含意)がわからなくなるという報告もある。

また、左脳に言語機能がある人は、右利きでは97パーセントであるが、左利きでは70パーセントと少なくなり、残りの30パーセントの人は右脳か両半球に言語機能があるという。さらに、8歳のときに左半球をすべて切除し右半球だけになった子どもが、1年後には普通に言語機能を獲得したという例もある。言語と左脳の関係も、決して固定されておらず、絶対ではないことがよくわかる。

男女差よりも個人差(反男脳女脳神話)

わたしたちの社会にはさまざまな価値観、考え方、意見があり、そのような個人の多様性こそ、社会が健全であること、そして予期せぬ問題に対する解決力を備えていることを意味している。しかし、個人が多様であることを受け入れず、その人がもつ価値観や考え方を特定の集団の属性として理解しようとする傾向がある。あの人は昭和生まれだから、京都人だから、末っ子だから、という具合である。そして、昔から現代まで根強く続いているのが、何ごともジェンダーに帰属させようとする態度、つまり個人間の相違を性別による違いとして片づけようとする態度である。このような考え方は、多様性を無視すること以上に、きわめて大きな問題をはらんでいる。それは、単に男性と女性が違うということにとどまらず、男性より女性が劣っているという結論を導くため、特に男性によって（研究者には男性が多い）主張されることが多いからである。

残念ながら、女性差別を正当化するため、脳の違いを「科学的」根拠として利用しようとしてきた研究者たちが大勢いる。その代表的な例が、言語に関わるブローカ野の発見で有名なブローカ（P. Broca）であった。１８５０年代から１８７０年代にかけて活躍した脳科学者であり医師でもあったこの人物は、当時のヨーロッパでは珍しくなかったが、急進的な差別主義者であった。人の知的能力が人種で違うこと、また男女で違うことを、生物学的あるいは脳科学的に証明することに情熱を燃やし続けた。

証明といってもブローカの中ではすでに結論は出ていたのであり、「一般に脳は老人より壮年の方が、女性より男性の方が、普通の人より傑出した人の方が、劣等人種より優秀な人種の方が大きい」と述べている。具体的には、常に白人男性が最上位にあり、その下に、女性、黒人、少数民族、下層階級の人々が並ぶと信じていた。しかし、この信念をまず頭蓋骨の大きさで証明しようとしたがうまくいかず、死後に取り出した脳の重さでもうまくいかず、当時から知的機能に関わるとされていた前頭葉の大きさで比較しても駄目であった。常に例外が数多く出てきて、個人差の方が大きかったからである。

ちなみに、ブローカの死後に量ったその脳は、特に重くはなく、すべての人種と性別と階層を合わせた平均値に近かった(もちろんブローカはこの事実を知ることができなかった)。ブローカの科学者としての態度にも問題があり、データが自身の差別的信念に合わなかったときは、方法や尺度がまちがっていると主張し、信念に合うデータが出てきたときは、同じ方法や尺度でも正しいと主張した。

データの解釈もきわめて恣意的であり、女性の脳について次のように述べている。「女性の脳が小さいのは、もっぱら身体が小さいことに原因があるかどうかを問うことはできるだろう。……しかし我々は女性が平均して男性よりいくぶん知能が低いことを忘れるべきではない。……それゆえに女性の脳が比較的小さいことは、一部はその肉体が貧弱なことと、一部は知的に劣っていることによっていると考えてもよいであろう」。

ブローカ学派の研究者にはもっと露骨な差別主義者もおり、ある人物は、女性の脳はゴリラの脳に近く、優秀な女性が存在したとしても、それは二つの頭をもったゴリラのような奇形にすぎず、単なる例外として完全に無視できると主張した。

ブローカの亡霊

これらの歴史的な事実を知ると、当時は（といってもわずか150年ほど前であるが）何と独断と偏見に満ちた非科学的な人たちが脳の研究者として活躍していたのだろうと呆れてしまう。しかし同じような試み、つまり女性が男性よりも劣っていることを脳から証明しようとする試みは、18世紀以降も絶えず多くの男性研究者により続けられてきた。そして現代でも、ブローカと同じ論理が用いられている。それは「大きい」と「機能が優れている」を結びつける論理であり、「大きいことはよいこと」「大は小に優る」という論理である。現在、頭蓋骨や死後脳だけではなく、生きている脳の体積を、MRI（磁気共鳴画像）を使って細部にわたり計測することができる。MRIは、先に出てきたfMRIのように、脳の形態と血流を同時に見ることはできないが、形態については詳細に調べることができ、脳以外でも広く用いられている。

たとえば、かつてハーバード大学医学部で行われたMRI計測によると、高次機能に関わる前頭葉は女性の方が大きく、空間認知に関わる頭頂葉と情動の制御に関わる扁桃体は男性の方が大きかった。このことから研究者は、脳の働きにもまちがいなく男女差があり、高次機能は女性の方が優れ、空間認知と情動の制御は男性の方が優れていると結論づけた。これは一見すると女性差別ではないように思えるが、「女性は知的であっても方向音痴であり感情的に乱れやすい」というステレオタイプを助長する結論になっている。

さらに、このように結論づけること自体、四つの理由でまちがっている。まず一つ目の理由は、後でも詳しく取り上げるが、前頭葉―高次機能、頭頂葉―空間認知、扁桃体―情動制御というように、特定の脳部位と特定の機能を一対一で対応させることは、単純すぎて信頼性に欠けるからである。前頭葉も頭頂葉も扁桃体も、他のさまざまな機能を併せもっていることがわかっている。二つ目は、どの脳部位に性差があるかについては、研究によって異なっていることが多く、肯定的な結果も否定的な結果もあるからである。たとえば、左右の大脳半球を結ぶ脳梁は女性の方が太いという報告が有名であるが、それはきわめて少人数(男性9人、女性5人)のデータから出された結論で信頼性に欠け、他の多くの研究はその結果を否定している。三つ目は、ある脳部位が大きいからといって、その部位が関係する機能が優れているとはいえないからである。それでは、脳が大きいほどその機能が発達している(つまり能力が高い)と考えたブローカと何ら変わらない。先の水頭症の例でも明らかなように、全体であれ部分であれ、脳の大きさと機能は必ずしも対応していない。たしかに、複雑な道路網を覚えているロンドンのタクシー運転手は、空間記憶が優れているため海馬が大きいという研究結果は有名である。しかしそれは、勤務年数が長い運転手ほど海馬が大きいというデータがあったからこそ出せた結論であり、もともと海馬が大きい人は空間記憶が優れているということではない。

そして四つ目の理由として、これは非常に大切なことであるが、脳の形態や機能に関しては、男性と女性それぞれの集団の平均値に違いが出たからといって、その差はほとんどの場合わずかであり、男女で重なっている部分の方が大きいという事実がある。つまり、男女それぞれの集団の平均値の微妙な違いは、すべての個人に当てはまるはずもなく、むしろ当てはまらないことの方が多い。そのため、個人の特性を知る上でほとんど参考にならない。

さまざまな脳部位の体積を男女間で比較した論文は、ここ30年間ほどでも6000本近くあり、数百の脳部位について性差が報告されている。また、神経伝達物質、ニューロンの構造、受容体の密度などにも性差が報告されている。しかし、それらはすべて平均値のわずかな差であり、大部分は男女間で重複している。

たとえば、女性の脳は灰白質が多いという結果があるが、それは平均値のわずかな違いであり、個々の脳については、男女とも灰白質が多い部位と少ない部位が混在している。図4-2はそのような結果の例であり、左側が女性、右側が男性それぞれ112人のデータである。横一列が116の部位について調べた一人ひとりのデータであり、灰白質が平均値より多いほど濃く描かれている。全体を眺めると、たしかに女性の方が濃い部分が多いようであるが、一人ひとりのデータ（横一列）を見ると、常に濃い部分と薄い部分が混在しており、きわめて多様で

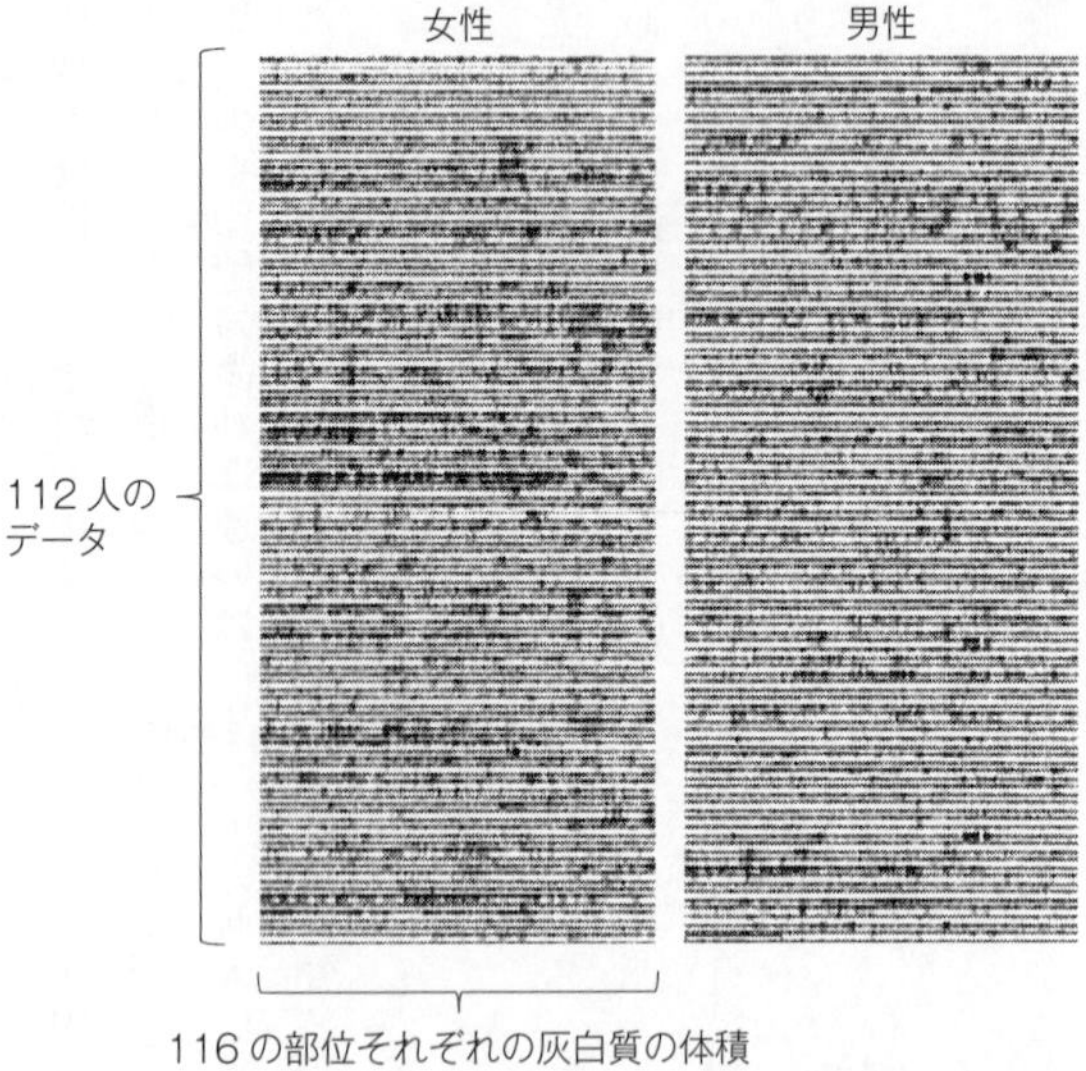

図4-2　女性と男性それぞれ112人の灰白質の体積．横軸は116の部位ごとの体積．色が濃いほど平均値より大きいことを表す（『ジェンダーと脳』より改変）

あることがわかる。また、さまざまな課題を行っているときの男性と女性の脳活動をｆＭＲＩにより計測し比較した研究も大変多く、言語処理や顔認識など多くの機能について性差を報告している。しかしそのような脳機能イメージングの結果は、研究者によってかなり異なっており、信頼できる一貫した性差はほとんど見つかっていない。さらに、脳の構造も機能も、環境や経験によって変化するため、男性として育つか女性として育つかで異なってくることは当然であり、生物学的な性差だけで決まるわけではない。

以上のことから、個人の脳をジェンダーで区分すること、つまり男性脳と女性脳に二分することは不可能であり、また意味がないことがわかる。たしかに脳の多くの細部には、女性的な特徴、あるいは男性的な特徴があるのかもしれない。しかし図4-2からわかるように、個人の脳はそのような特徴が混ざり合った唯一無二のモザイクであり、しかもそれは環境や経験により変化し続けているのである。

脳は休まず全体が働いている（反10パーセント神話）

脳は10パーセントしか使われていないという迷信も根強い。その数字は5パーセントだったり20パーセントだったりするが、要は、脳には使われていない部分が多いという神話である。それを根拠に「あなたの使われていない潜在的な脳の力を引き出す」という宣伝文句を謳う能力開発セミナーも存在する。この迷信はすでに20世紀初頭から存在しており、もはや古典ともいえるが、ブラジルでの調査によると、今でも大卒者の約半数が信じているという。

その根拠となった脳科学の研究は、多分脳のサイレントエリア（沈黙の領域）の発見であったと推測されている。20世紀初頭の脳研究は、動物の脳の一部を壊したり電気刺激したりして、その結果生じる行動の変化を見ることが主流であった。そしてわかったことは、壊しても刺激しても、行動に何ら変化が生じない大脳皮質の領域がけっこうあるという事実であり、研究者はそれらの領域は普段何もしていないと解釈し、サイレントエリアと呼んだのである。その後、ニューロンの発火を記録できるようになったが、動物にさまざまな視覚刺激や聴覚刺激を与えても、あるいはさまざまな運動をさせても、視覚野、聴覚野、運動野のニューロンの一部しか発火しないことがわかり、脳の多くのニューロンは使われていないと解釈されるようになった。

しかし現在では、サイレントエリアと呼ばれた大脳皮質のほとんどが、高次な機能をもつ連合野であり、特別な課題を行わせると、破壊や刺激の効果がはっきり現れることがわかっている。また、活動していないと考えられたニューロンを発火させる刺激や運動が他にあることもわかっている。脳には使われていない部分がたくさんあるという迷信は、これで完全に否定できたはずであった。

現代に復活する神話

しかし現在、この迷信は新たな研究に基づく形で復活し、再度広まりつつある。その新たな研究の方法が、これまで何度も出てきた、ヒトの脳活動をｆＭＲＩなどで測定する脳機能イメージングである。

脳機能イメージングを使った研究の成果を示す論文や書籍を見ると、ほとんどの場合、たとえば図4-3aのような図が出ている(実際はカラーであることが多い)。これはある人の脳の活動(血流の増大)を左側から測定した結果であり、上から、文章を見ているときの脳活動、文章を読んでいるときの脳活動、文章を話しているときの脳活動である。一般の人がこのようなデータを見ると、何をするかによって脳の活動部分が変わり、それぞれ小さな部分しか活動していないと思うであろう。暗い部分がサイレントエリアということになる。

しかし、実はこのような図はすべて加工された図であり、実際に計測されたデータではない。このことは、どの論文でも書籍でも共通である。実際に計測されたデータは図4-3bである。一番上は、一つの点を見ているときの脳活動であり、あとはaと同じときの脳活動である。これらを見れば、脳は常に全体が活動していること、また、異なることをしていても、脳の全体的な活動はほとんど変わらないということがよくわかる。

ところが、実は何をするかで微妙な活動の変化は生じているのであり、それを検出するために画像の間で引き算をする。文章を見ているときの実際の脳活動(bの2番目)から、点を見ているときの実際の脳活動(bの1番目)を引くと、文章を見ているときに増えた活動だけが残る。その部分を目立つように明るく強調した図がaの1番目である。同様にして、文章を読んでい

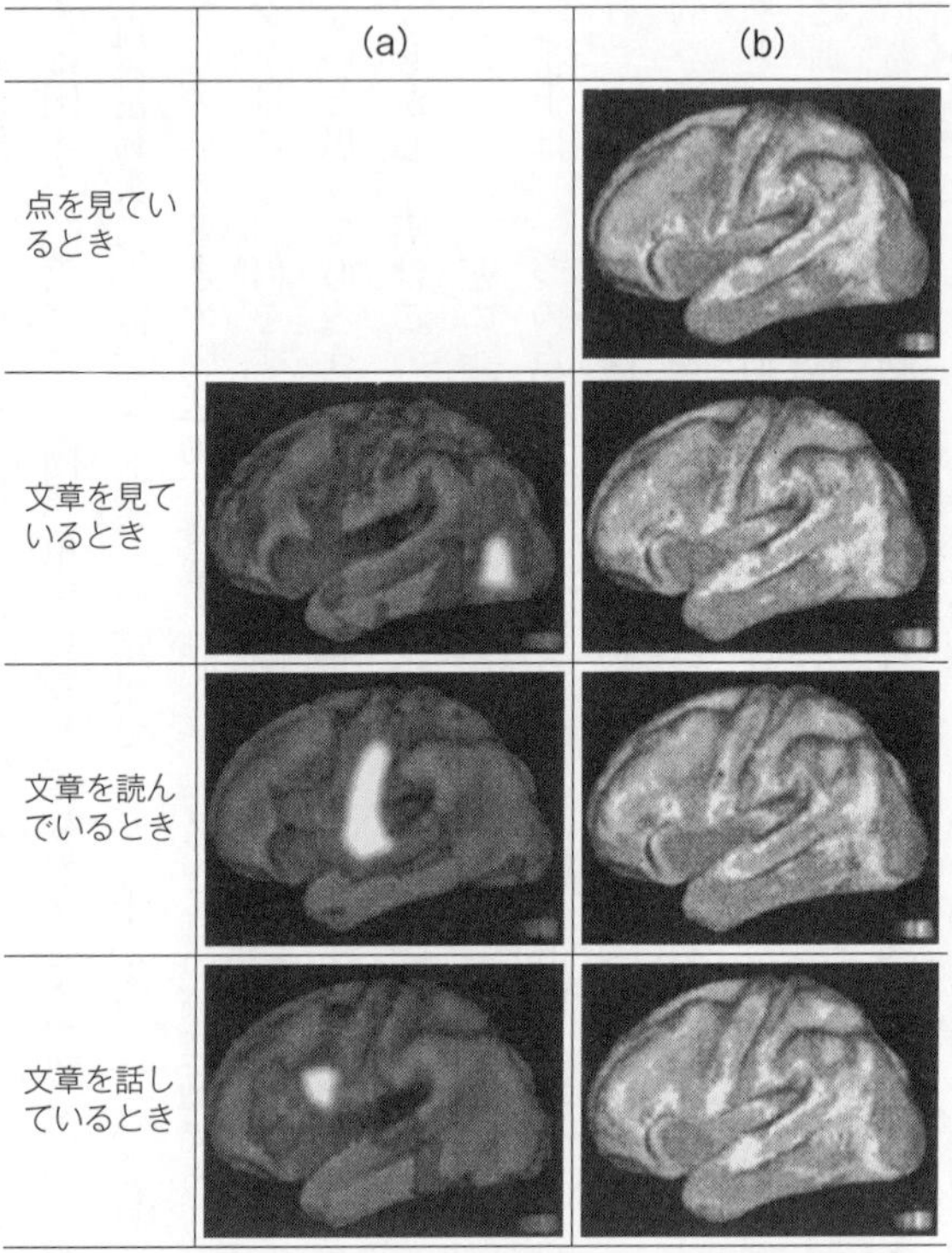

図 4-3　脳機能イメージングの図(a)と，実際に計測されたデータ(b)(Raichle, 2010 より作図)

るときの実際の脳活動(bの3番目)から、文章を見ているときの実際の脳活動(bの2番目)を引いた結果と、文章を話しているときの脳活動(bの4番目)から、文章を読んでいるときの実際の脳活動(bの3番目)を引いた結果がaの2番目と3番目である。つまりaの図は、画像の引き算と強調という加工が加わった画像であり、決して脳がそのように活動していることを意味していない。しかも、そこで描かれている活動の増加は、ほとんどの場合、それ以前と比べて血流が数パーセント増加しているだけである。つまり、その部位だけが頑張って働いているわけではなく、周りよりもほんのわずか活動が上昇しているだけである。

このような脳機能イメージングの方法は、ごまかしでも不正でもなく、すべての研究で使われており、研究者はそれをよくわかっている。しかし、一般の人はそこまで方法を理解していないことも多いため、脳は一部しか活動していないと思ってしまいがちである。

脳は、寝ているときも起きているときも、常に全体が休みなく活動している。何をするかで部分的に活動は変わるが、その変化は全体の活動量からみてほんのわずかであり、あくまでも全体の活動があってこそ意味がある。

2　研究者の責任

脳の迷信には、3歳児神話のように、研究とはまったく無関係の有名人が唱えたことで世間に広がったものもあるが、ほとんどの場合、脳科学の研究成果が多かれ少なかれ関わっている。つまり、迷信の誕生と広がりに対して、研究者も決して無縁ではない。データの捏造や改変は論外であるが、たとえ真面目な研究から得た成果であっても、それをわかりやすく伝えるため、あえて簡略化、あるいは誇張して公表することで、まちがった内容で広まることがある。また、きわめて不十分なデータから大胆な結論を出したり、単なる推測や仮説をあたかも事実であるかのように断言することで広まることもある。その背景には、常にわかりやすい解説を求めるマスメディアの存在があるが、それに迎合して迷信を広めている研究者にも大きな責任がある。

血流増大の誤った解釈

生きている人の脳活動を測定できる脳機能イメージングは、図4-3で説明したようなデータの正しい見方さえ知っておけば、大変意味のある魅力的な研究方法である。そのため、人がさまざまな課題を行っているときの脳機能イメージングを比較することで、言語、認知、記憶、感情などに関わる脳活動を調べた研究が世界中で行われており、多くの知見をもたらしてきた。大学で講義するときも、ニューロンの発火やシナプスでの信号伝達については、脳に特別に興味をもつ学生は別として、あまり反応がないが、脳機能イメージングの話になると、対象が人であるということと、データ(画像)が綺麗でわかりやすいということもあり、文系・理系を問わず多くの学生が顔を上げてくれる。しかし、画像に表れる活動量(血流)の増大が意味していること、つまりその解釈については注意する必要があり、それは研究者にとっても同様である。

一般的に、ある部位の血流がより増大していると、その部位がより働いていると解釈される。たとえば、他者の顔を覚える課題を行っているとき、側頭葉の血流が増えれば、顔を記憶するときは側頭葉が働いており、そこで記憶が形成されると解釈される。そして、働いているということは「よいこと」であると解釈される。よく働く人が高く評価されることと同じである。そのような、血流量が増大している=脳がよく働いている=それはよいことである、という解釈の典型が、一時期、全国的というか世界的にも流行ったコンピュータゲームやドリルによる「脳トレ」であった。脳トレの根拠となった研究では、単純な計算、あるいは漢字の演習や音読などを繰り返すと、特に高次機能に関わるとされている前頭葉の血流が広い範囲で増大するという結果が得られた。その結果から研究者は、脳トレが脳を鍛えて衰えを防ぐ、あるいは脳の機能を向上させると結論づけ、実際に認知症が改善した患者さんの例も紹介した。そして、脳トレ用のコンピュータゲーム機は全世界で３０００万個以上売れ、シリーズで発売されているドリル類も、国内で合計数百万冊のベストセラーとなり、それは現在も続いている。

しかし、海外で実施された大規模調査の結果、高齢者が脳トレを繰り返しても、認知機能や記憶機能が改善するという事実は確認されず、認知症の予防効果もなかった。脳トレをすると前頭葉の血流量が増えるというデータはまちがいない事実であることから、脳の血流量の増大、つまりニューロン集団の活動量の増大は、必ずしも機能の向上にはつながらないということがわかる。

機能が向上すると血流量が減る

脳の機能が向上すると逆に血流量が減ること、正確にいえば、血流が増大する範囲が狭くなることがわかっている。それまでできなかったこと、あるいは不得意であったことができるようになると、つまりそのことに関わる脳の機能が向上すると、脳の広い範囲で増えていた血流が、次第に狭い範囲でのみ増えるようになるのである。

たとえば、筋電義手という身体補綴《ほてつ》装置を動かす学習をした際の脳活動を測定した研究がある。この装置は、腕の肩から先あるいは肘から先を失った人が、残された肩あるいは肘の筋肉が出す電気信号（筋電信号）を使い、腕と指の代わりになる義手を動かすというシステムである。横井浩史教授（電気通信大学）の実験によると、この筋電義手を装着した当初は、なかなか思うように義手が動いてくれなかったが、そのときの脳の血流量をｆＭＲＩで計測すると、運動野だけでなく脳全体で血流量が増大していた。しかし、数週間にわたり動かし方を学習し、思い通りに義手を動かせるようになったとき、脳の血流量は運動野を中心とした非常に狭い範囲でのみ増大していたのである。

また、酒井邦嘉教授（東京大学）の実験によると、英語が不得意な学生は、英語を話そうとしているとき、言語に関わる左半球の広い範囲で血流が増大していた。しかし、英語をしっかり学習し熟達した学生は、文法処理に関わるとされている前頭葉の狭い部分だけで血流の増大が見られたという。

脳の血流の増大はニューロン集団の発火の増大を意味している。そのため、血流が増える範囲が狭くなるということは、学習によりある機能が向上するにつれ、より少ないニューロンの集団でその機能を実現するようになることを意味しているが、たしかにそれは理にかなっている。すでに第1章で述べたように、学習によりニューロン集団はより同期して発火するようになり、この同期発火がより高精度で、つまりより正確なタイミングで生じるようになれば、より少数のニューロンが発火するだけで信号をより確実に伝えるようになるからである。このようなメカニズムが、脳の機能が向上するにつれ血流増大の範囲が狭くなるという現象に関わっているのであろう。ｆＭＲＩで測定できる脳の血流量については、その増大が意味することについて、研究者の解説が必ずしも正しいとは限らないことに、十分注意する必要がある。

社会問題に対する独断的な解説

何か社会的な問題が起きたとき、いわゆる有識者や専門家と呼ばれる人たちがマスコミに登場し、その原因や解決方法を解説することがある。たとえば、２０００年前後に、小・中学校での校内暴力が大きな問題となったことがある（校内暴力は教師による暴力も含め現在も続いている）。当時、脳科学者も新聞やテレビなどのマスメディアに登場し、原因や対処法について解説することがあった。それらのうちで最も頻繁に登場し、また全国的に広まったものが、コンピュータゲームに夢中になっている子どもたちの脳に原因があるという解説であった。いわゆる「ゲーム脳」である。記憶している人も多いかもしれないが、簡単にいえば、コンピュータゲームを毎日何時間もやっていると前頭葉の機能が低下し、それは認知症と同じであり、注意力が散漫になり衝動性も増すため、暴力的にもなるという理論である。

しかし、その根拠となったデータは、脳科学の主要な雑誌には掲載されておらず、ゲームをすることで起こる脳波の変化が認知症と同じであるという事実も確認されていない。そもそも認知症が一般的に、衝動性と暴力を増すかどうかも定かではない。ゲーム脳の理論はすべてが不正確であり、当時から他の研究者や精神科医などから多くの批判の声が上がっていた。とはいえ、どのような問題であれ、一般の人は常にわかりやすい原因を求めている。校内暴力のようなやっかいな問題に対し、ゲームが原因であると独断的にいい切ったことで、この脳科学を装った理論はたちどころに全国に広がり、特に学校関係者や保護者の間では歓迎された。教育委員会主催の講演会まで開催されたほどである。さらにゲーム脳は、マスメディアが盛んに取り上げたこともあり、校内暴力以外のさまざまな問題にも広がりを見せ、凶悪事件が起こると、犯人はゲーム脳だった可能性があると報じられたこともあった。

死者１０７名を出した２００５年のＪＲ福知山線脱線事故でさえ、運転手はゲーム脳だったという新聞の見出しを見た記憶がある。もちろん、現在、この理論は完全に否定されており、ゲームが前頭葉の機能を低下させるということも、またそれによって暴力的になるということもない。

食べ物は脳に直接作用しない

暴力や犯罪などの問題を、特定の栄養素の不足と関係づけようとする解説も多い。第1章でも詳しく述べたように、シナプスを介したニューロン間の信号伝達では、ナトリウムイオン、カリウムイオン、カルシウムイオン、グルタミン酸、γアミノ酪酸、ドーパミンなど、非常に多くの物質が働いている。それらの中から、食品の栄養素として聞き覚えのある物質を取り上げ、それを食事でしっかりとっていないから脳がおかしくなっているという解説は珍しくない。

たとえば、よく取り上げられる栄養素がカルシウムである。今から15年ほど前にテレビ番組で紹介された医師の解説によると、脳の信号伝達にはカルシウムが必要であるが、現代の子どもたちはそれが不足しているためイライラしているという。この前半部分は、正確にはシナプスでの信号伝達に必要な物質はカルシウムではなくカルシウムイオンであるが、大きくまちがってはいない。しかし後半部分は意味不明である。たしかにシナプスでカルシウムイオンが不足すると信号伝達は難しくなるが、それがイライラにつながるかどうかはまったく不明である。

そもそも、ある栄養素を食べたからといって、それがそのまま脳に直接届いて働くわけではない。たしかに食品中の成分は血液中に入ることで脳にも運ばれるが、血管の壁とニューロンの間にはグリア細胞のアストロサイトがあり、そこを通った物質だけが血液中からニューロンに届くからである(血液脳関門)。この関門を通れる物質は、酸素、ホルモン、ブドウ糖、アミノ酸などに限られており、食品や大気から血液中に入った物質のほとんどは止められてしまい、脳に直接影響をおよぼすことはない。これは脳を守るための重要な防御メカニズムである(ただし、アルコールや特殊な薬物は通過してしまう)。もちろん、カルシウムをはじめとする栄養素をある程度摂取することは健康を保つ上で必要であり、複雑なメカニズムを介して身体にも脳にも影響をおよぼしている。しかし、牛乳や魚からカルシウムを沢山取っても、すべてがそのまま血液中に入るわけではなく、また血液中から直接脳に届くこともない。当然、脳内のカルシウムイオンがそのまま増えシナプスでの信号伝達がよくなるということもない。このことは、脳に効くと宣伝されている多くの食品やサプリメントについても同様である。

この医師はさらに、子どもたちは糖分を取り過ぎており、その結果、インシュリンが体内に大量に分泌され、それが大脳皮質の機能を低下させることで情緒が不安定になっているとも述べていた。これも最後の部分はまったく意味不明である。インシュリンが大脳皮質の機能を低下させることも、また大脳皮質の機能が低下すると情緒が不安定になるということも、ほとんど根拠がない。

わかりやすい単独の原因を指摘したり、手っ取り早い解決法を述べたりする専門家は、これからも絶えずマスメディアに登場するであろう。マスメディアは常に、わかりやすい言葉で「いい切る」専門家を求めているからである。しかし、脳が関わる問題の原因はたいてい複雑であり、解決法も単純ではない。なぜなら、次に述べるように、脳は未知だからである。

3　急速に解明されているのか?

脳はすでによくわかっているという誤解は多い。たしかに20世紀の終わり頃から、脳の研究者は、「脳科学は急速に進歩している」「脳はどんどん解明されている」と繰り返し述べてきた。事実、脳に関する情報量は加速度的に蓄積されている。しかし、心臓を理解するとは、体内で鼓動し働いている心臓について解明することであり、身体の運動を理解するとは、動いている骨格と筋肉について解明することであるように、脳を理解するとは、「生きて働いている脳」について解明することである。残念ながら、現在、そのような生きて働いている脳については、ニューロンとシナプスの動作さえ、第3章でも述べたように、まだ十分解明されたわけではない。脳は依然として手強く未知な研究対象である。

論文数が増加すれば解明されるのか？

世界的な出版社のエルゼビア社による2014年の調査によると、脳科学の論文は年間30万本以上（1日800本以上！）出版されているという。多分、現在はさらに増え続けているだろう。論文とは、多かれ少なかれ新たな発見の報告であるから、その数だけを見れば、脳がどんどん解明されていると考えても不思議ではない。しかし、普段目にする論文の内容を見てみると、圧倒的に脳内の物質に関する分子生物学的研究が多い。その理由は、この半世紀で急速に進んだ生物学の分野が分子生物学だからである。現在の高校で使われている生物の教科書を見ると、筆者が高校生だった頃（もう半世紀以上も前！）と比べ、その分厚さに驚かされるが、増えている内容のほとんどは分子生物学である。それが脳の研究にも大きく影響しており、脳に関する物質レベルの情報はたしかに膨大になっている。

しかし、肝心の生きて働いている脳の動作については、わたしたちの脳が毎日普通に行っていることさえ、ほとんど説明できない。たとえば、出勤時に駅を降りたとき、すぐ近くにコンビニがあり、まだ少し時間があるから、そこに寄って今日のおやつを買って行こうというようなとき、つまり、外の世界を認識し、状況を判断し、適切な行動を選択するという基本的な機能を働かせているとき、脳がどのように活動しているのか、わかっているのだろうか？　脳の血流量の変化を知りたくても、大きな装置に頭を入れるｆＭＲＩの測定は不可能であり、神経回路レベルの活動については、出勤途中の人の脳に電極を刺して実験するわけにもいかず、かといって簡易な行動課題を使った動物実験では、動物は出勤しないため何もわからない。

あるいは、脳科学の最も重要な応用である脳の治療について見てみても、多くの人が苦しんでいる精神疾患や認知症の原因と治療法は、だいぶわかってきたのだろうか？　たとえば、現在世界中で５０００万人近い患者さんがいて、２０５０年には3倍に増えると予想されているアルツハイマー病は、世界中で脳科学の重点的な研究対象となってきた。そしてやはり分子生物学的手法による物質レベルの研究が進展し、すでに30年近く前から、患者さんの脳内に蓄積されているアミロイドβという異常タンパク質がこの病気のカギを握ると考えられ、それが蓄積する原因や取り除く方法が世界中で試されてきた。しかし、アミロイドβはアルツハイマー病が発症する何年も前から蓄積していることが多く、蓄積していても発症しなかった人も、また、蓄積していなくても発症する人もいる。さらに、アミロイドβを除去する治療薬は、ことごとく効果がなく失敗に終わっている。現在、治療や予防を期待できる薬はなく、せいぜい症状を一時的に緩和したり、進行を数カ月遅らせたりする程度である。

全人口の1パーセントがかかる統合失調症や、6パーセントがかかるうつ病など、他の精神疾患についても同様である。たしかに、アルツハイマー病よりは、はるかに多くの薬が開発されており、有効性を示す事例もあるが、確実な治療薬や予防薬と呼べるものはない。異なる作用機序をもつさまざまな薬を組み合わせて投与し、様子を見ながら量を増減したり種類を変えたりしながら、また薬物依存になるリスクに気をつけながら、症状を緩和したり進行を遅らせたりしていることがほとんどである。

「ザ・ブレイン」を観る

筆者は大学で脳科学の入門講義をする際、「ザ・ブレイン――知られざる脳の世界」というテレビ番組の一部を学生によく見せる。これは8回にわたり脳科学を広く紹介した国際共同制作(アメリカ、イギリス、イスラエル、日本、他)の番組で、貴重な実験場面や臨床例が数多く登場する。タレントは出演せず、余計な演出も一切なく、現在ではテレビで放映できない動物実験もしっかり紹介しているきわめて良質な科学番組である。実験の映像や研究者のインタビューが中心であり、現在の科学番組では必須のコンピュータ・グラフィックスもほとんど使われていないが、それも当然で、制作されたのは１９８５年だからである。ちょうどビデオテープレコーダーが家庭に普及し始めた頃であり、筆者もその頃初めてのボーナスで１台購入したため、録画することができた。

そして驚くべきことであるが、この１９８５年につくられた番組の内容が、現在でも教材として十分通用するのである。登場する実験機器は古めかしく、使われているコンピュータはおもちゃのような８ビットパソコンであり、解説している研究者の多くが故人となっている。たしかに「男の脳・女の脳」の回では解説がやや乱暴すぎるし、録画に失敗したため見ていない回もあるが、番組で紹介されている研究や解説の内容が、古くて使いものにならないということは、ほとんどない。

たとえば、眼から入った視覚情報は、一次視覚野に届いた後、側頭葉に向かう腹側経路と頭頂葉に向かう背側経路に分かれていること、あるいは、エピソードの記憶が海馬でつくられることも詳しく紹介されている。学習にはシナプスの可塑性や発芽による新たなシナプスの形成が必要であることも、序章でも紹介した大阪大学教授（当時）の塚原仲晃博士が、ネコの実験映像とともに詳しく解説している。統合失調症についても（当時は精神分裂病という名称が使われていた）、脳全体で生化学的変化が起きていること、シナプスでの信号伝達に異常があるらしいこと、さらに、治療法は向精神薬の投与しかないことなどが、実際の精神病棟の紹介や患者さんのインタビューも交えながら、詳しく解説されている。

この番組で紹介された内容を覆すような、あるいは新たにつけ加えるべき本質的で革新的な事実は、現在に至るまで意外と見つかっていないように思える。脳の本当の姿を明らかにするためには、これまでの問題意識や方法論についてしっかりと検証し、新たな発想や姿勢で研究しなければならないことを、学生にこの番組を見せながら、いつも感じてしまう。

ゴリラの生態を知るために

それでは、これまでの脳科学は何が問題だったのだろうか？　それは多分、脳という多要因の相互作用からなる動的な構造体を、個々の要因が独立して働く静的で機械的な構造体として理解しようとしてきたことかもしれない。ニューロン、神経伝達物質、遺伝子のような個々の要因がそれぞれ特定の機能を担っていると仮定することや、特定の部位と特定の機能の一対一の対応を見つけようとしてきたことが問題であった。たしかに、多数の要因が相互作用しながら変化を繰り返しているような構造体を調べ、その働き方を解明することは容易ではない。調べるための方法論から探していかねばならない。しかし、だからといって、脳を無理やり静的な構造物としてとらえ、単純な働き方をしていると見なしてよいはずがない。

たとえば、アフリカの深い森に棲むゴリラの生態を知りたいとしよう。そのためには、そこにどのようなゴリラが棲み、どのような集団を構成し、毎日どのように行動し交流しながら生活しているのか、詳しく調べる必要がある。しかし、そのような調査を広い森に棲む全個体を対象に実施することはかなり困難であり、ほぼ不可能である。そこで、森全体に上空から麻酔薬を噴霧してすべてのゴリラの動きを止め眠らせてしまう。あるいは、すべてのゴリラを追い立てて、余計な物が一切ない部屋に閉じ込めてしまう。そのようにすれば、じっくりと時間をかけて全個体を詳細に調べることができるが、もちろんいうまでもなく、そこからゴリラの生態がわかるはずもない。

しかし、ゴリラをニューロンに、その集団を脳に置き換えてみれば、過去の脳科学はこのような方法論を取ってきたのかもしれない。ゴリラと脳のニューロンではさすがに数が違い過ぎるのであれば、空中のミツバチでも、地中のアリでも、海中のプランクトンでも、同じことがいえる。研究する側にとって都合のよいように、観察対象の姿、つまりで脳本来の姿を歪めてきたのかもしれないのである。

統制しなかったからノーベル賞を受賞

たしかに研究対象をより正確に観察し、そこから重要な要因を見つけ出すためには、ある程度、操作を加えることも止むを得ない。そこで実験では、あらかじめ余分な要因を取り除いたり、あるいは一つひとつの要因について検討するために、「統制条件」を設けて比較する必要がある。たとえば、朝食でいつも味噌汁を飲む人は長生きであったとする（実際そうであるかは定かではない）。しかし、そこから「味噌が寿命を延ばす」とすぐ結論づけることはできない。なぜなら、朝食で味噌汁を飲む人は、たいていご飯も一緒に食べており、普段から和食を好んでいる可能性も高いからである。そこで、ご飯や和食という要因を外した統制条件として、毎朝味噌汁とパンを食べた場合、味噌汁だけ飲んだ場合、水だけ飲んだ場合などを調べることになる。たしかに、このような統制条件による検討は必要である。しかし、それらが朝食について調べる上で不自然であることも明らかである。もし、味噌汁とご飯や和食が組み合わされることで長寿が達成されるのであれば、最初から個々の要因を別々に統制して調べてもわかるはずはない。初めから統制ありきで調べてしまうと、最も重要かもしれない「多要因の組合せ」を見逃すことになってしまう。

実は、同じような例が脳科学の歴史にもある。だからといって味噌汁を飲んだときの脳の活動を測ったわけではなく、2014年にノーベル医学生理学賞を受賞したオキーフ(J. O'Keefe)による場所細胞(プレイスセル)の発見である。場所細胞についてはコラム3でも少し触れたが、その発見は1970年代初頭にさかのぼる。当時、実験室内の広場や迷路の中を自由に動き回っていたラットの海馬から、ニューロン活動を記録していたオキーフ博士は、ラットが特定の場所に来るたびに決まったニューロンが発火することに気づいた。しかも、そのような場所はニューロンごとに異なっており、たとえば、あるニューロンは広場の北西の角でいつも発火し、また別のニューロンは広場の真ん中でいつも発火した。そしてそこからがオキーフ博士の非凡なところであるが、このような奇妙な現象から、ラットの海馬には場所を認識するための地図(認知地図)がつくられているのではないか、と考えたのである。

これは単なる思い付きではなく、オキーフ博士がかつて学んだ心理学者トールマン(E. C. Tolman)の研究から得た発想である。トールマンは、ラットが空間内の場所を覚えることに長けていること、またそれが道順などではなく、あくまでも場所を場所として認識している結果であることを行動実験で示し、それはラットが認知地図を形成したからであると説明した。そしてオキーフ博士は、この認知地図というものが海馬に実在することをニューロン活動から示したのである。研究論文とともに書籍 "Hippocampus as a Cognitive Map" を1978年に出版し、世界的に大きな話題になった。その本の最初のページには、トールマンへの謝辞が真っ先に書かれている。当時、筆者はまだ大学院生であったが、専攻していた心理学の仮説が脳の活動として実証されつつあることに大きな感銘を受けたことを、今でも鮮明に覚えている。

しかし、オキーフ博士もインタビューなどで述べているが、場所細胞については「実験条件が統制されていない」という批判が最初から多かった。たしかに実験室には照明や窓やドアなどさまざまな物が存在し、そこに置かれた広場や迷路の中を自由に歩き回っているラットには、多様な視覚情報はもちろんのこと、聴覚、体性感覚(触覚)など多くの感覚情報が入っている(図4-4)。しかも運動も自由であり、それらのどれが場所細胞の発火を引き起こしているのか不明であった。

また当時は、筆者も経験があるが、行動している動物からニューロンの発火を記録するというだけで批判されることも多く、麻酔した動物から記録するという方法がまだ主流であった。しかし、場所細胞がそのような麻酔の状態で見つかるはずはなく、また場所の認識というものが、多様な感覚入力と運動出力の統合により形成され機能するものである以上、刺激入力や運動出力の統制は、その機能を大きく歪めてしまうことは明らかである。事実、感覚入力や運動を制限してしまうと、場所細胞の発火が見られなくなることが、オキーフ博士による発見以降、

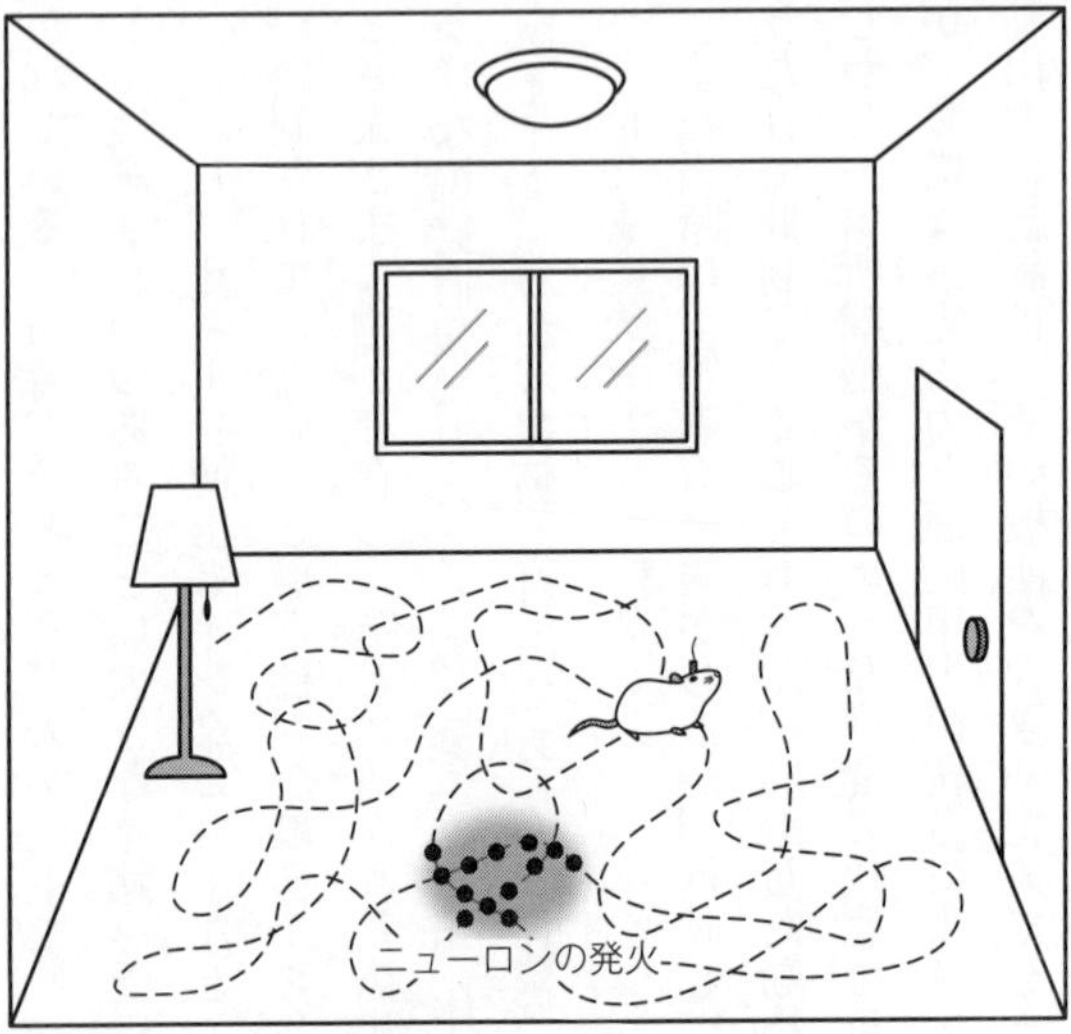

図4-4　統制されていない室内で自由に動き回るラットで見つかった場所細胞．点の集合は海馬の一つのニューロンの発火を表す

次々と報告された。

統制が何よりも大切ということはなく、あえて統制しないことも脳を知るためには必要である。なぜなら、わたしたちの脳は、何も統制されていない複雑な現実世界の中で働いており、またそのように働くよう進化してきたからである。

4　脳は手強い

脳の解明は心の解明であり、また心の病の解明でもあるため、できればわかりやすい存在であってほしい。そのため脳科学においても、脳は細かい部位ごとに役割を分担しているという機能局在論や、ある機能はある脳部位が担当しているという、責任部位という発想が支配的であった。これは個々のニューロンについても同様であり、個々のニューロンがそれぞれ特定の機能をもっているという考えは今でも多数派である。あるいは、特定の遺伝子や神経伝達物質が脳の特定の機能や疾患に関わっているという、遺伝子決定論や神経伝達物質決定論も根強く続いている。

しかし脳は、そのように人にとって都合よく、つまりわかりやすくつくられてはいないことが、過去の研究からも、そして現代の発見からも、次第にわかってきた。脳はようやくその超複雑で驚くべき(amazing)姿を見せてきたようである。

単なる役割分担の集合ではない

たしか2010年頃であったが、革新的な技術開発の提案を審査する機会があった。大学、企業、各省庁から参加者が集まった大きな会合であったが、そこで紹介された研究提案の一つが「脳の優れた情報処理にならった大規模計算機システム」というようなテーマであった。「脳の優れた情報処理」とは何だろうと興味津々で聴いていたが、それは「部位ごとに異なる役割をもっていること」だというので、大変落胆したことをよく覚えている。それはすでに、わたしたちが社会の中で実現してきたシステムであり、大学も企業も省庁も、異なる役割をもつ部署に分かれて作業している。脳がそれと同じことをやっているから優れた情報処理ができるという発想は、あまりに単純すぎると思ったが、出席していた人たちにはわかりやすい説明だったようである。脳は本当に、そのようにわかりやすい形で働いているのだろうか？　脳は、役割が決まった部位が集まったモザイクにすぎないのだろうか？

たしかに脳の教科書を見ると、ある機能はある部位が担当していると書かれている。たとえば、運動は運動野が担当し、視覚は視覚野が担当するというように、基本的な機能である感覚、運動、記憶をはじめとして、統合や判断などの高次機能も、ほぼすべての機能それぞれを脳の特定の部位が担当しているということであり、それを機能局在と呼んでいる。そして、異なる機能をもつ部位や領域を脳の表面や内部に細かく描いた図を、脳の機能地図と呼ぶ。脳について少しでも勉強した人は、たいていこの機能地図を見たことがあると思う。しかし、最も有名な機能局在である言語野、つまり発話担当のブローカ野と言語理解担当のウェルニッケ野でさえ、その位置は個人差が大きく、両野の境界もはっきりしておらず、それぞれが発話と言語理解の両方に関わっていることがわかっている。

これまで最も詳しく調べられ、明確に区分されている機能地図は、視覚野や聴覚野などの感覚野に関してであるが、それら感覚野でさえ役割が固定されておらず、異なる感覚を担当することがある。たとえば、眼を閉じて点字を触って読んでいるときに、視覚野が活動し、相手の口の動きだけを見て話を理解する「読唇」中には聴覚野が活動する。視覚野と聴覚野は、それぞれ視覚刺激と聴覚刺激を担当するだけの部位ではないのである。

感覚野の役割を根底から変えることも可能である。たとえば、聴覚入力を最初に受け取る一次聴覚野には、特定の高さや強さの音を聞くと発火するニューロンが多数並んでいる。一方、視覚入力を最初に受け取る一次視覚野のニューロンは、特定の傾きをもつ線分を見ると発火するという性質をもち（方位選択性）、同じ方位選択性をもつニューロンは縦方向に集団をつくっている（方位選択性コラム）。

マサチューセッツ工科大学（MIT）の研究者たちは、生後すぐのフェレット（イタチの一種）の脳に外科的な手術をして、網膜からの視覚入力が一次視覚野ではなく一次聴覚野へ届くように経路を変えた。すると一次聴覚野のニューロンは、あたかも一次視覚野のニューロンのように、傾きをもった線分を見せると発火するようになり、しかもほぼ明確な方位選択性を示し、さらにそのようなニューロンが集まった方位選択性コラムも、そこに形成されたのである。また、このような新たにつくられた「視覚野」とつながっている網膜に視覚刺激を提示すると、フェレットは以前それを見たときと同じ行動を示したという。聴覚野はそのニューロンの性質も含め、完全に視覚野に変わったのである。

このことは、脳はどの部位もさまざまな機能をもち得ること、つまり多能性(マルチポテンシャル)を備えていることを意味している。だからこそ、指で点字を触ると視覚野が活動し、眼で読唇すると聴覚野が活動するのである。

ある日の脳地図は次の日にはもはや確かではない

感覚野と並んで機能局在が明確であると思われている部位が運動野である。特に一次運動野は脳の最終的な出力部位であり、個々のニューロンは身体の特定の筋肉とつながり制御している。たしかにこのような脳と身体の関係は機械的でわかりやすく、脳を真似たロボットもつくりたくなるであろう。しかし、すでに100年ほど前に、サルの一次運動野の同じ一点へ電気刺激を繰り返しても、必ずしも同一の筋肉が動くわけではなく、日によって動く筋肉が異なることを複数の研究者が報告していた。この事実は、一次運動野のニューロンと身体の筋肉との結合が固定的ではなく、しばしば時間や経験によって変化することを意味している。この報告をした研究者のひとりは「ある日の脳地図は次の日にはもはや確かなものではない」と述べた。

そして近年、一次運動野のニューロンの活動で身体の代わりにロボットアームなどの機械を動かすシステム、すなわちブレイン‐マシン・インタフェースの研究が進展したことにより(コラム1参照)、それらのニューロンと筋肉の結合が常に変化し得ることが再確認されている。もともと身体を動かしていた一次運動野のニューロンで機械を動かすようにすると、それらのニューロンが発火しても身体は動かず、機械だけが動くようになった。また逆に、もともと筋肉とつながっていない一次運動野のニューロン(運動非関連性ニューロン)も、その発火で電気刺激装置を動かし、身体の筋肉を電気刺激して動かすようにすると、次第に筋肉を直接動かせるようになった。さらに、やはりもともと運動とは関係ない頭頂連合野のニューロンの発火でも、一次運動野のニューロンと同じようにロボットアームを動かせること、つまり運動制御が可能であることもわかった。これらの事実から、一次運動野といえども、そこにあるニューロンの機能は容易に変化するものであり、他の部位と分ける境界も不確かであることがよくわかる。

以上の事実以外にも、たとえば、ラットの視覚野にはヒゲに対する触覚刺激に応じて発火するニューロンがあり、体性感覚野には視覚刺激に対して発火するニューロンがあることがわかっている。また、サルの体性感覚野と聴覚野のニューロンが顔などの視覚刺激を見たときに発火することや、味覚野のニューロンが視覚刺激や聴覚刺激に応答して発火することも報告されている。

つまり、ある機能に関わるニューロンは、決して特定の部位のみに存在しているのではなく、脳に広く分散しているのである。さらに、同じニューロンが異なる感覚の刺激、たとえば視覚刺激と聴覚刺激の両方に発火したり、さらには、感覚刺激に対して発火するニューロンが、運動するときに発火することもある。

脳部位とニューロンの多能性

このように、個々のニューロンも、それがどの部位にあるかで機能が決まるわけではなく、それぞれ多能性を備えている。また、コラム1でも触れたが、同じ行動、記憶、感覚などが、常に同じニューロンの発火から生じるわけではなく、また、同じニューロンが発火しても常に同じ行動、記憶、感覚が生じるわけでもない。ある行動、記憶、感覚には毎回少しずつ異なるニューロンの集団が関わっているのである。これは脳の非常に重要な特性であり、研究者であれば誰でも実験的に確認できる事実である。

たしかに個々の部位も個々のニューロンも、それぞれある程度は異なる機能を分担しているのかもしれない。しかし、それぞれが独立して働いているはずはなく、脳全体の中で働いてこそ、初めてその機能が発揮できるのである。脳は多能性をもつ部位とニューロンを調整し変化させながら、常に全体として活動している。個々の部位と脳全体の関係を、また個々のニューロンとニューロン集団の関係を、それぞれ絶妙に調整しながら、また必要に応じて柔軟に変化させながら、脳は働いているらしい。そのような調整を自律的にできるということが、まさしく脳の特性である。単純な役割分担による機能局在が脳の特性であるという考えは、人にとってわかりやすいシステムを脳に投影しているにすぎない。

もちろん、部位やニューロンの変化には学習や経験が関わっているため、必然的に機能地図も個性的になり、万人に共通の機能地図など、とてもありそうにない。また、運動や感覚を超えたいわゆる高次機能についても、それらが脳のどこかの部位に局在しているという発想は、さらに単純すぎて論外である。高次機能の区分や命名は研究者間でも一致しておらず、認識、判断、思いやり、共感、自己意識、自我などの定義は恣意的でさえある。それらがどれも都合よく脳のどこかに局在しているという発想は、あまりに楽天的である。脳は人の考えに合わせてつくられ活動しているのではない。

わかりやすいデータには要注意

現在でも、機能局在の解明が脳の解明につながると信じている研究者は多く、機能地図をさらに詳細化しようとして、つまり脳を役割が異なる部位にさらに細分化しようとしている。もちろん、細分化すればするだけ脳の働きが見えてくるとは誰も考えていない。分けられた沢山の部位の間をどのように情報が流れ処理されていくのかを、明らかにしようとしているはずである。

たとえば、視覚刺激はまず、一次視覚野に入り、そこから二次視覚野→三次視覚野、といくつもの視覚野を順番に経てから二つに分かれ、一方は最終的に視覚連合野に至り形態の認識が生じ、もう一方は最終的に頭頂連合野に至り空間や距離の認識が生じるという。このようにして、感覚については、外界刺激の特徴を抽出する低次な機能から、認識という高次な機能までの流れを、まるでコンピュータプログラムのフローチャートのように示すことができるという。特に視覚については、非常に複雑で詳細なフローチャートが考えられており、その流れは基本的に一方向である。運動についても同様であるが、感覚とは情報の流れが逆になり、運動のプランや目的を立てるという高次な機能から、筋肉を動かすという低次な機能までの流れを描いている。こちらも細かいフローチャートが考えられているが、やはり基本的な流れは一方向である。

このような一方向の流れについては、もちろん根拠もあった。教科書にも必ず載っているヒューベル(D. Hubel)とヴィーゼル(T. Wiesel)の実験では、ネコの眼に特定の傾きをもつ線分を映すと一次視覚野のニューロンが発火し、どの傾きの線分に発火するかはニューロンごとに異なっていた。また、同じ傾きに発火するニューロンは集団を形成し、集団ごとに一次視覚野内に配列されていた。このような結果から、一次視覚野は視覚刺激がもつ輪郭という特徴を抽出する装置であると考えられ、その成果でふたりは1981年にノーベル医学生理学賞を受賞した。

しかし、これは先に紹介した2014年の受賞者オキーフ博士とは対照的であり、ネコに麻酔をかけ眠らせて実験した結果、非常にわかりやすいデータが得られたのである。それはまさに「統制したからノーベル賞」であった。このような統制が脳の本来の働き方とは異なるデータを出した可能性は高い。たとえば、一次視覚野のニューロンは、もともと線分以外の視覚刺激にも発火することがあるが、動物に麻酔をかけてしまうと、そのような発火はなくなる。また、これは当時、豊橋技術科学大学の助教授(現在の准教授)であった杉田陽一博士の成果であるが、線分の一部が障害物に隠れていても、線分全体を認識できる機能(視覚的補完)に、一次視覚野のニューロンが関わっていることもわかった。さらに、同じ視覚刺激に対する注意の仕方が変化すると、一次視覚野のニューロンの発火も変化するという。つまり一次視覚野は、さまざまな線分に応答するニューロンが集まった単なる特徴抽出装置ではなく、認識につながる高次な機能に関わり得るのである。

同様の歴史的な経緯は視覚野以外でもあった。触覚を担当する体性感覚野の研究の第一人者であったマウントキャッスル(V. Mountcastle)は、一次体性感覚野のニューロンが、皮膚上の触覚受容器と一対一に対応しており、しかも同じ受容器を担当するニューロンは集団を形成し、それが体性感覚野上に規則的に配列されていると主張した。非常にわかりやすい脳のイメージであるが、やはり視覚野と同様に、そのデータは動物(サル)に麻酔をかけた実験から得られていた。しかし、これは当時、東邦大学の教授であった岩村吉晃博士の功績であるが、体性感覚野のニューロンと触覚受容器は、一対一ではなくより複雑な形で対応しており、同じ受容器とつながったニューロンが集団を形成し規則的に配列しているということもなかった。また、サルに麻酔をかけず行動させ、物体に自ら触らせると(アクティブタッチ)、体性感覚野のニューロンは、何をどのように触るかで発火パターンを複雑に変えた。つまり一次体性感覚野のニューロンは、単なる受動的な触覚センサーではないということである。

順番どおりに働くとは限らない

先ほど述べたように、視覚認識は、一次視覚野から視覚連合野に至るいくつもの段階を経て、最終的につくられると考えられている。大きく分けると、①視覚刺激の検出→②「見えた」という意識(気づき)→③わかったという認識、という一連のプロセスが生じるらしい。しかし、筆者の研究室で得られた実験結果は、脳はそのようにわかりやすく順番どおりには働いていないことを明確に示していた。少し複雑であるが、大学院生(当時)の大迫優真君と廣川純也准教授(当時)が行ったその実験について、できるだけわかりやすく説明してみたい。

まず、ラット用の視覚刺激検出課題を開発した(図4-5)。この課題では、喉が渇いているラットが目の前にある三つのポート(穴)のうち中央のポートを選択して待っていると、左右いずれかのライトが一瞬(0・2秒)だけ点灯するので、その直後に点灯したライトと同じ側にあるポートを選べば正解となり水を1滴もらえた。図4-5のaは右のライトが光ったとき、bは左のライトが光ったときである。またcのように、中央で待っていてもライトが点灯しないこともあり、そのときはどちらも選択しなければ、正解となった。このようにラットを十分訓練した後、ライトの光を見えるかどうかの微妙な明るさに変更して、同じ課題を行わせた。すると、これまで同様、点灯したライトと同じ側のポートを正しく選ぶこともあったが、点

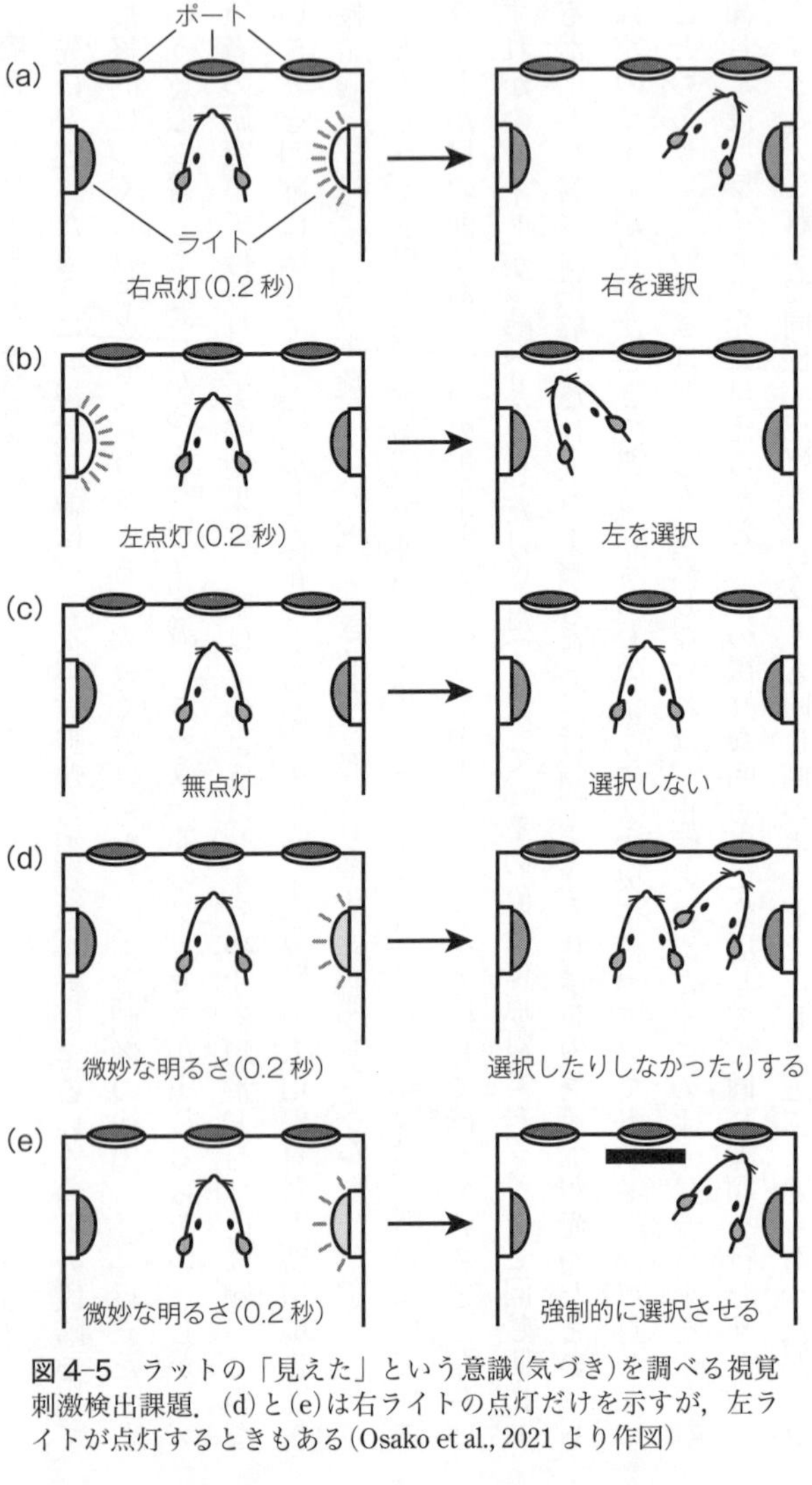

図 4–5　ラットの「見えた」という意識(気づき)を調べる視覚刺激検出課題．(d)と(e)は右ライトの点灯だけを示すが，左ライトが点灯するときもある(Osako et al., 2021 より作図)

灯しても気づかず、どちらも選択しないこともときどきあった（図4‐5d）。このことは、ライトの点灯という物理的な刺激は同じように眼に入っていても（ラットが眼を閉じていないことは確認してある）、ラットはそれが見えたと答えるときと、見えなかったと答えるときがあるということであり、それはまさしく「見えた」という意識の有無を表している。

しかし、そのような意識の違いは、左右どちらかのポートを選ぶか選ばないかという行動の違いも伴っている。そこでもう一工夫して、ライトが点灯してもラットが気づかず、どちらのポートも選ぼうとしないとき、中央のポートの前に上からシャッターを降ろすことで、強制的に左右どちらかのポートを選ばせてみた（図4‐5e）。するとラットは、偶然よりも高い確率で正しいポートを選んだのである。つまり、最初から左右のポートを選んで正解したときは、「見えた」という意識があって行動したのであるが、いったんは「見えなかった」と答えたにもかかわらず、強制的に選ばされ正解したときは、同じようにポートを選ぶ行動をしていても、「見えた」という意識がない状態で正解したことになる。

このような「意識の有無」が視覚野のどこで生じるのか調べるため、この視覚刺激検出課題を行っているラットのニューロン集団の発火を一次視覚野と後部頭頂皮質から同時記録した。一次視覚野は、すでに述べたように、視覚刺激の最初の入口であり、後部頭頂皮質は、その一次視覚野から入力を受け、それをさらに他の部位へ出力している、いわば視覚野の出口である。そして同時記録した多数のニューロンの発火パターンを主成分分析等の統計的方法で解析した結果、次のような結果が得られた。

(1)一次視覚野のニューロン集団がライトの点灯に対し発火しても、ラットは点灯を見逃すことがあった。

(2)一次視覚野と後部頭頂皮質ともに、ライトの点灯に対し発火するニューロン(感覚性ニューロン)と発火しないニューロン(非感覚性ニューロン)があった。

(3)感覚性ニューロン集団と非感覚性ニューロン集団のどちらの発火パターンも「見えた」という意識の有無に応じて変化しており、それは一次視覚野と後部頭頂皮質の間で差がなかった。

この(1)〜(3)は、「まず一次視覚野のニューロンが発火することで視覚刺激が検出され、それが次の部位に送られそこのニューロンを発火させることで「見えた」という意識が生じる」というような、順番どおりに情報処理が進むというわかりやすい結果ではない。「見えた」という意識の生成には、特定の脳部位や感覚性ニューロンだけが関わっているのではなく、異なる脳部位にまたがる感覚性・非感覚性のニューロン集団による協調が関与しているという結論であり、これこそが脳独特の情報処理の姿なのかもしれない。

単独犯は存在しない

特定の機能は特定の脳部位やニューロンが担当しているという発想が単純すぎることを述べてきた。同様のことは、より細かいレベル、つまり脳で働く物質や遺伝子についてもいえそうである。たとえばシナプスでの信号伝達に関し、ドーパミンが神経回路を興奮させ、γアミノ酪酸が抑制するという理解は、脳のスライス標本や培養された神経回路ではそうかもしれないが、生きて働いている脳の中では単純すぎるかもしれない。なぜなら、シナプスでは常に複数の神経伝達物質が相互作用することで信号を伝達しているからである。

たとえば、1990年に発表した筆者の実験では、まずワーキングメモリー(セット・リセットを繰り返すメモ帳のような記憶)を働かせることで正解できる課題をラットに学習させた。次に、主要な神経伝達物質の一つであるアセチルコリンの働きを阻害するスコポラミンという薬剤をラットに注射したところ、正解率が大きく低下した。さらに、やはり主要な神経伝達物質であるセロトニンの働きを抑えるメチセルジドという薬剤を注射したところ、正解率は低下しなかった。これらの結果から、ワーキングメモリーにはセロトニンではなくアセチルコリンの働きが重要であるという結論が得られたと思った。しかし、あらかじめパラクロロアンフェタミンという毒性をもつ薬剤を注射することで、脳内のセロトニンがほとんど働かないようにしておくと、さらにスコポラミンを注射しても、正解率は低下しなかったのである。

つまり、ワーキングメモリは、セロトニンがあるときにアセチルコリンがなくなると働かず、アセチルコリンがあるときにはセロトニンがなくても働き、セロトニンもアセチルコリンもなくなると働くのである。大変不思議な結果であるが、どうやらセロトニンとアセチルコリンは相互作用しながら働くことでワーキングメモリに寄与しており、その間のバランスが寄与するかどうかを決めるのであろう。それぞれの単独の機能を同定することはできないということである。

認知症の初期症状としてワーキングメモリの障がいが見られることが多いが、その原因となる物質の変化を一つだけ同定すること、つまり単独犯を同定することは不可能であることが、この研究からもよくわかる。それは同時に、ワーキングメモリの障がいを改善する薬の開発が簡単ではないことも意味している。

このようなことは他の脳の疾患についても同様である。たとえばうつ病では、シナプスで働くノルアドレナリンやセロトニンの不足が原因ではないかと、長い間考えられており、

2000年頃からは、セロトニンにターゲットを絞り、シナプスでのセロトニン量を増やす選択的セロトニン再取り込み阻害剤（SSRI）が抗うつ薬として広く使われるようになった。しかし、その後もうつ病の患者数は増加し続けている。たしかにSSRIは、適切かつ慎重に投与されれば従来の抗うつ薬よりも効果があるらしい。それでも、たとえ効果がある場合でも、脳内のセロトニン量は服用後すぐ上昇するにもかかわらず、効果が現れるまでに1週間ぐらいかかるという。また、重度のうつ病に対しては有効であるが、軽度や中度のうつ病にはほとんど有効ではない。さらにその効果は往々にして不安定であり、躁状態への転換や依存性という副作用も多く見られ、時には衝動性や暴力性を高めることもあるという。

また、人口の1パーセントがかかる統合失調症も、うつ病と並ぶ深刻な脳の疾患であるが、長い間シナプスでのドーパミンやグルタミン酸の過剰あるいは不足が原因と考えられてきた。しかし、それらをターゲットとした薬もやはり効果は不安定であり、特効薬と呼ぶにはほど遠い状況である。脳の疾患については、特定の物質を単独犯とすることは不可能であることがよくわかる。

脳の機能はアンサンブルで決まる

単独の機能を同定できないという点では、遺伝子も同様である。しかし、脳の障がいや疾患に特定の遺伝子だけが関係しているかのような、つまり単独犯の遺伝子が存在しているかのような「〜の原因遺伝子を発見」という見出しがマスメディアに登場することがある。ここでいう原因遺伝子とは、その遺伝子の変異や欠損が特定の疾患や障がいを引き起こすという意味である。そして、たとえば「自閉症の原因遺伝子を発見」という見出しがあれば、自閉症のすべてが特定の遺伝子で決まっているかのように理解されてしまう。たしかに自閉症は先天的な障がいであり(育て方が原因ではない)、遺伝子の変異や欠損が関与していることはまちがいないが、症状については、環境を整えることや、行動分析療法等により、かなり改善することがある。あるいは、人と顔を合わせてコミュニケーションをとることは難しくても、VR空間内のアバターとは会話することが可能な場合もあるという。障がいを完全になくすことはできなくとも、症状の程度には環境や経験も影響するのである。

そもそも、自閉症の原因と考えられる遺伝子はすでに800以上も報告されており、特定の遺伝子だけが犯人ではないことはわかっている。そのため、先の見出しは「自閉症に関係すると考えられる遺伝子をさらにもう一つ発見」と訂正すべきであろう。

脳の疾患である統合失調症については、自閉症のように先天的であるとは限らず、遺伝子は発症の可能性(リスク)を高める程度の影響しかない。しかも、これまでに関連する遺伝子として報告されたものは1000以上もあるが、それらの変異や欠損は、発症リスクを10パーセント程度高めるだけである。さらに、遺伝子が詰まった染色体46本のうち、1番、15番、22番の染色体の欠失が発症リスクを高めることがわかっているが、実はそれら染色体の欠失は、自閉症、てんかん、学習障がいなどでも同様に見られるのである。どうしても遺伝子を重視したい研究者の中には、同じ遺伝子や染色体の欠失が見られる疾患や障がいは、すべて同じような種類として分類できるのではないかと主張する人がいる。しかし、これはいうまでもなくまちがいである。たしかに統合失調症、自閉症、てんかん、学習障がいには、一部共通する症状もあるが、全体をみれば明らかに異なる疾患であり障がいである。

また、社会の高齢化とともにますます重大な問題となっている認知症、特にアルツハイマー病についても、発症に関わる遺伝子がこれまで150以上報告されている。その中でもアポリポタンパクEという遺伝子は、発症リスクを約4倍高めることがわかっている。これは統合失調症の原因遺伝子の約1・1倍(10パーセント高める)と比べると高いが、もちろんそれだけで発症が決まるというほど高くはない。また、この遺伝子は患者さんの脳に蓄積するアミロイドβ

の生成にも関わるらしいが、それがアルツハイマー病の単独の原因ではないことは、先に述べたとおりである。これらのことから、アポリポタンパクEもアルツハイマー病の単独犯とはいえそうにない。

現在、血液脳関門の損傷により脳に侵入した血中タンパク質アルブミンや、その他の原因で生じる炎症やニューロン間の信号伝達の異常などが、共犯者の候補として挙がっている。遺伝子アポリポタンパクEもそれら共犯者の一人にすぎず、多くの共犯者たちが複雑に組み合わさり働くことで、アルツハイマー病は発症するのであろう。

結局、マクロな脳部位のレベルでも、ニューロンのレベルでも、そして神経伝達物質と遺伝子のレベルでも、脳の特定の機能を単独で担うものは存在していない。また特定の機能を損なう疾患や障がいにも、単独犯として関わるものは存在していない。脳の機能は、多様な部位、多様なニューロン、多様な神経伝達物質、そして多様な遺伝子が相互作用しながら働くアンサンブルによって実現されていると考えざるを得ない。そのアンサンブルの姿を解明したときこそ、脳を解明したといえるのであろう。

コラム4　神経経済学、神経犯罪学、神経政治学は有用か？

脳を単純化して理解することで、脳科学を実用に近づけようとする試みがある。脳機能イメージングを活用した神経経済学(ニューロエコノミクス)はその典型である。個人の購買意欲や商品の嗜好を脳の活動部位の違いや活動の強さから判定しようとする試みである。

その事実上の契機となった有名な実験が、コカ・コーラとペプシコーラの比較であった。ラベルを見ないで味を判定するテストではたびたび負けているコカ・コーラが、なぜペプシコーラよりも売れているのかについて、脳の活動から明らかにしたという研究である。ラベルを見て味わっているときの脳活動をｆＭＲＩで測定したところ、コカ・コーラを飲んでいるときに内側前頭前野の活動(血流)が増大していたという結果であった。そして、この部位は、複雑な思考、評価、自己イメージに関わる部位であるため、コカ・コーラがよいイメージをもたらしていることがわかったという。また、このように脳の活動という客観的なデータを活用すれば、消費者の嗜好をより正確に測れるようになるという。

しかし、これらの結論は二つの点でまちがっている。１点目は、内側前頭前野の働きはきわめて多岐にわたっているからである。これまでに、意欲の創出、自身の感情の表出、他者の感情の理解、記憶と感情の連合、計画的行動、行動の柔軟性、規則や方略の学習と切り替え、社会性と倫理感などと関わっていることが報告されている。つまり、内側前頭前野の活動が上昇しているだけでは、その人の脳が何をしているのか、まったくわからないのである。一般に脳科学の実験では、ヒトや動物が何かをしているときの脳の活動を計測し、感覚、運動、記憶などと脳の活動を対応させる相関法がほとんどである。一方、脳の活動から、どのような感覚、運動、記憶が生じているか推定することを、逆推定(デコーディング)と呼ぶ。そして逆推定は、現在のfMRIのデータからでは、ほぼ不可能であることがわかっている。なぜなら、第4章で述べたように、一つの脳部位は複数の機能に関わっているからであり、しかも個人差が大きく、経験により可塑的に変化するからである。まちがいの2点目は、脳の活動だけが客観的なデータではないからである。その人の行動や言語報告も十分に客観的なデータであり、それらはわざわざ何億円もする大きな装置に頭を入れてもらわなくても簡単に得ることができる。

結局、神経経済学は、技術的な問題以前に、ある脳部位はある特定の機能をもっているという前提、つまり単純な機能局在の前提が、そもそもまちがっているため、21世紀はじめ頃に提案されて以来、現在も、ほとんど役に立っていない。もし本当に有用な神経経済学を確立するのであれば、脳の神経回路の動作をしっかりと測定し、個人の嗜好や欲求を表す活動を検出しなければならないが、それは将来にわたる脳科学の大きなチャレンジである。

ｆＭＲＩで測定できる空間的分解能、つまり大脳皮質の最小単位は、高性能な装置を使っても約1ミリメートル四方であるが、第1章でも述べたように、その範囲には10万個以上のニューロンがあり、そこでの樹状突起と軸索の長さの合計は10キロメートルにもおよび、さらにシナプスによる接続部は10億程度になる。そのような神経回路の動作はまったくわからずに、1ミリメートル四方全体(大抵はその何倍もの範囲)の血流が増えたかどうかだけで、脳が何をしているのか、そもそもわかるはずはない。

このことは、脳の活動から犯罪を予見したり、犯罪の動機を解明したり、あるいは自白の信憑性を判定しようとしている神経犯罪学にも、同様に当てはまる。また、脳の活動から、有権者の意向や候補者の好感度を検知したり、効果的な演説方法を見つけたりしようとする神経政治学についても、やはり同じように当てはまる。神経政治学については、効果的な政治的演説は聴衆の脳活動のリズムを同期させることから、そのような演説を考えるべきだという報告もある。しかし、脳活動のリズムは感情の変動に対応し生じることがわかっているため、結局、効果的な演説とは、刺激的な言葉やフレーズで聴衆の感情を高ぶらせることが重要であるという、従来の常識を再確認しているにすぎない。

脳科学がめざすべき実用とは、多くの人が待ち望んでいる脳の疾患や障がいの治療である。安易な実用の提案は脳を誤解させるだけである。

おわりに

脳はいいかげんな信号伝達をしてまちがえるからこそ柔軟であり、それが人の高次機能を実現し、一人ひとりの成長を生み、脳損傷からの回復を促し、個性をつくっている。現在の脳科学は、人の多様性と可塑性を保証しており、人を安易に分類することや、その可能性をあらかじめ決めつけることを、強く戒めている(はずである)。

しかし、人は分類が得意である。それは脳の研究者も例外ではない。違いを見つけ出し細かく分けるという方法論が明確でわかりやすいからであろう。そのため、脳を小さな部位に分類し、たくさんの神経伝達物質や遺伝子を見つけ出し、それぞれに特定の機能を割り当てようとしてきた。もし、それで脳の働きが解明できるのであれば、研究者は幸せであり、脳の疾患や障がいをもつ患者さんたちにも、幸せをもたらすであろう。しかし、脳はそれほど親切ではないらしい。そもそも分類という方法論だけでは、脳の最も重要な特性である多様性と可塑性、つまり人の多様性と可塑性を説明できそうにない。それどころか逆に、かつて頭蓋骨の凹凸や形で人の能力や性格がわかると唱えた骨相学のように、人を安易に分類することにつながる可能性もある。今後の脳科学には、これまで見つけてきた多数の脳部位、ニューロン、神経伝達物質、遺伝子などのアンサンブルと統合の原理を明らかにするという、超難問が待っている。

また、生きて働いている脳の活動については、具体的で本質的な疑問がいくつも残されている。たとえば、

・自ら発火できないニューロンがつながりつくられている脳が、どうして自発的に活動できるのか？
・ニューロンは集団が同期発火することで信号を伝えているが、同期させているものは何か？
・脳内の情報はどのような活動や状態で存在しているのか？
・脳の信号伝達に基づく情報処理とは、具体的にどのような活動で行われているのか？

などである。

このような疑問が多くあるということは、脳の最も重要で本質的な特性が未解明であり、脳が相変わらず謎に満ちた研究対象であることを意味している。それは同時に、人の心がまだ不可思議な存在であることも意味している。だからこそ、脳科学はこれからも多くの可能性に満ちた魅力的な研究分野であり、多様で可塑性に富んだ若く元気な研究者を待っている。

早いもので、行動している動物の脳、つまり生きて働いている脳から多数のニューロンの発火を記録するという実験を始めてから、もう40年以上になる。それは働いている脳の活動の複雑さと不思議さを実感し続けた時間でもあった。本書はそのような実感から出発した脳の解説である。前著『脳と機械をつないでみたら——BMIから見えてきた』に続き、猿山直美さんが担当してくださった。前著同様、猿山さんの企画力と的確な助言がなかったら、とうてい実現できなかったであろう。ここにあらためて心から感謝したい。

最後に、いつも心の拠りどころになってくれる家族に本書を贈る。

2022年末

櫻井芳雄

主な参考文献

序　章

・オーフリ，ダニエル（勝田さよ訳，原井宏明監修）『医療エラーはなぜ起きるのか』みすず書房，2022.
・河野龍太郎『医療におけるヒューマンエラー 第2版』医学書院，2014.
・栗原久「コーヒー／カフェイン摂取と生活――カフェインの精神運動刺激作用と行動遂行」東京福祉大学・大学院紀要，7, 5–17，2016.
・小松原明哲『ヒューマンエラー 第3版』丸善出版，2019.
・内閣府『令和3年交通安全白書』2021.
・中田亨『防げ！現場のヒューマンエラー』朝日文庫，2016.
・松本俊彦『薬物依存症』ちくま新書，2018.
・Boeing “Statistical summary of commercial jet airplane accidents. Worldwide operations 1959–2020”, 2021.
・Kingdom, F. et al. “The leaning tower illusion: a new illusion of perspective”, *Perception*, 36, 475–477, 2007.

第1章

・蔵本由紀『非線形科学 同期する世界』集英社新書，2014.
・櫻井芳雄「スパイク相関解析法」医学のあゆみ，184, 607–612, 1998.
・櫻井芳雄「マルチニューロン活動の記録――なぜ・どのようにして」電子情報通信学会誌，87, 279–284, 2004.
・櫻井芳雄「ブレイン－マシン・インタフェースの神経科学」分子精神医学，12, 23–29, 2012.
・櫻井芳雄『脳と機械をつないでみたら』岩波書店，2013.
・ブザーキ，ジョルジ（渡部喬光監訳，谷垣暁美訳）『脳のリズム』みすず書房，2019.

・リベット，ベンジャミン（下條信輔訳）『マインド・タイム』岩波書店，2005.
・リンデン，デイヴィッド，J.（夏目大訳）『脳はいいかげんにできている』河出文庫，2017.
・Abeles, M. “Neural codes for higher brain functions” In: “Information processing by the brain”, Hans Huber Publishers, 1988.
・Carlson, N. R. “Foundation of Physiological Psychology”, Allyn and Bacon, 1988.
・Chen, S. & Frank, L. M. “New experiences enhance coordinated neural activity in the hippocampus”, *Neuron*, 57, 303–313, 2008.
・El-Gaby, M. et al. “An emergent neural coactivity code for dynamic memory”, *Nature Neuroscience*, 24, 694–704, 2021.
・Nakazono, T. et al. “Enhanced theta and high-gamma coupling during late stage of rule switching task in rat hippocampus”, *Neuroscience*, 412, 216–232, 2019.
・Nougaret, S. and Genovesio, A. “Learning the meaning of new stimuli increases the cross-correlated activity of prefrontal neurons”, *Scientific Reports*, 8(11680), 2018.
・Tallon-Baudry, C. et al. “Oscillatory synchrony in the monkey temporal lobe correlates with performance in a visual short-term memory task”, *Cerebral Cortex*, 14, 713–720, 2004.

第２章

・櫻井芳雄『ニューロンから心をさぐる』岩波科学ライブラリー，1998.
・櫻井芳雄「セル・アセンブリと記憶」生体の科学，67, 32–36, 2016.
・太刀川英輔『進化思考』海士の風，2021.
・縣島次郎『もしも宇宙に行くのなら』岩波書店，2018.
・ブオノマーノ，ディーン（柴田裕之訳）『バグる脳』河出書房新社，2012

・ヘッブ，D. O.（鹿取廣人・金城辰夫・鈴木光太郎・鳥居修晃・渡邊正孝訳）『行動の機構』（上・下）岩波文庫，2011.
・ボーデン，クリスティーン（檜垣陽子訳）『私は誰になっていくの？』クリエイツかもがわ，2003.
・ボーデン，クリスティーン（水野裕監訳，中川経子訳）『私の記憶が確かなうちに』クリエイツかもがわ，2017.
・ルリア，A. R.（天野清訳）『偉大な記憶力の物語』岩波現代文庫，2010.
・Arieli, A. et al. "Coherent spatiotemporal patterns of ongoing activity revealed by real-time optical imaging coupled with single-unit recording in the cat visual cortex", *Journal of Neurophysiology*, 73, 2072–2093, 1995.
・Coste, C. P. et al. "Ongoing brain activity fluctuations directly account for intertrial and indirectly for intersubject variability in stroop task performance", *Cerebral Cortex*, 21, 2612–2619, 2011.
・Eichele, T. et al. "Prediction of human errors by maladaptive changes in event-related brain networks", *PNAS*, 105, 6173–6178, 2008.
・Feuillet, L. et al. "Brain of a white-collar worker", *Lancet*, 370, 262, 2007.
・Kliemann, D. et al. "Intrinsic functional connectivity of the brain in adults with a single cerebral hemisphere", *Cell Reports*, 29, 2398–2407, 2019.
・Koppelmans, V. et al. "Brain structural plasticity with spaceflight", *npj Microgravity*, 2(2), 2016.
・Liu, Y. et al. "Decoding cognition from spontaneous neural activity", *Nature Reviews Neuroscience*, 23, 204–214, 2022.
・Sakurai, Y. "How do cell assemblies encode information in the brain?", *Neuroscience and Biobehavioral Reviews*, 23, 785–796, 1999.
・Sakurai, Y. et al. "Multiple approaches to the investigation of cell assembly in memory research—present and future", *Frontiers in*

Systems Neuroscience, 12(21), 2018.
・Zhang, Q. et al. "Brain-wide ongoing activity is responsible for significant cross-trial BOLD variability", *Cerebral Cortex*, bhac016, 2022.

第３章・コラム３

・河西春郎『文系のためのめっちゃやさしい脳』ニュートンプレス，2022.
・カラット，J. W.(中澤幸夫・木藤恒夫訳)『バイオサイコロジーⅠ』サイエンス社，1987.
・工藤佳久『脳とグリア細胞』技術評論社，2010.
・櫻井芳雄「ニューラルネットワーク最新情報(3)：脳科学からの概説――神経回路の実態と特性」知能と情報，22, 36–42, 2010.
・櫻井芳雄「ニューロフィードバックの基礎――神経活動のオペラント条件づけ」Clinical Neuroscience, 34, 155–159, 2015.
・シュウオーツ，ジェフリー，M. &ベグレイ，シャロン(吉田利子訳)『心が脳を変える』サンマーク出版，2004.
・スン，セバスチャン(青木薫訳)『コネクトーム』草思社，2015.
・竹内郁雄編『人工知能』別冊日経サイエンス 239, 2020.
・日経サイエンス編集部編『脳と心の科学』別冊日経サイエンス 243, 2021.
・ハンセン，アンデシュ(久山葉子訳)『スマホ脳』新潮新書，2020.
・ベイレンソン，ジェレミー(倉田幸信訳)『VR は脳をどう変えるのか？』文藝春秋，2018.
・マーチャント，ジョー(服部由美訳)『「病は気から」を科学する』講談社，2016.
・毛内拡『脳を司る「脳」』講談社ブルーバックス，2020.
・リンデン，デイヴィッド，J.（岩坂彰訳)『40 人の神経科学者に脳のいちばん面白いところを聞いてみた』河出書房新社，

2019.
・ロビンス，ジム（竹内伸監訳，竹内泰之訳）『ニューロフィードバック』星和書店，2005.
・Cerf, M. et al. “On-line, voluntary control of human temporal lobe neurons”, *Nature*, 467, 1104–1108, 2010.
・John, R. “Switchboard versus statistical theories of learning and memory”, *Science*, 177, 850–864, 1972.
・Murayama, M. et al. “Dendritic encoding of sensory stimuli controlled by deep cortical interneurons”, *Nature*, 457, 1137–1141, 2009.
・Koch, C. “Biophysics of Computation”, Oxford University Press, 1999.
・Patel, K. et al. “Volitional control of individual neurons in the human brain”, *Brain*, 144, 3651–3663, 2021.
・Sakurai, Y. and Song, K. “Neural operant conditioning as a core mechanism of brain-machine interface control”, *Technologies*, 4(26), 2016.
・Sakurai, Y. and Takahashi, S. “Conditioned enhancement of firing rates and synchrony of hippocampal neurons and firing rates of motor cortical neurons in rats”, *European Journal of Neuroscience*, 37, 623–639, 2013.
・Sitaram, R. et al. “Closed-loop brain training: the science of neurofeedback”, *Nature Reviews Neuroscience*, 18, 86–100, 2017.
・Takahashi, S. and Sakurai, Y. “Coding of spatial information by soma and dendrite of pyramidal cells in the hippocampal CA1 of behaving rats”, *European Journal of Neuroscience*, 26, 2033–2045, 2007.

第４章・コラム４

・加藤忠史『岐路に立つ精神医学』勁草書房，2013.
・クック，ノーマン，D.（久保田競・櫻井芳雄・大石高生・山

下晶子訳）『ブレインコード』紀伊國屋書店，1988.
・グールド，スティーヴン，J.（鈴木善次・森脇靖子訳）『人間の測りまちがい』（上・下）河出文庫，2008.
・コシク，K. S.「発病の謎を解く新たな視点」日経サイエンス，50(11), 34–41, 2020.
・酒井邦嘉『言語の脳科学』中公新書，2002.
・酒井邦嘉『脳を創る読書』実業之日本社，2011.
・櫻井芳雄『考える細胞ニューロン』講談社選書メチエ，2002.
・サテル，サリー＆リリエンフェルド，スコット，O.（柴田裕之訳）『その〈脳科学〉にご用心』紀伊國屋書店，2015.
・ジョエル，ダフナ＆ヴィハンスキ，ルバ（鍛原多惠子訳）『ジェンダーと脳』紀伊國屋書店，2021.
・ドイジ，ノーマン（竹迫仁子訳）『脳は奇跡を起こす』講談社インターナショナル，2008.
・バレット，リサ・フェルドマン（高橋洋訳）『バレット博士の脳科学教室 $7_{1/2}$ 章』紀伊國屋書店，2021.
・藤田一郎『脳ブームの迷信』飛鳥新社，2009.
・モレノ，ジョナサン，D.＆シュルキン，ジェイ（佐藤弥監訳，大塚美菜訳）『脳研究最前線』ニュートンプレス，2020.
・渡辺英寿・河村満・酒井邦嘉「鼎談 スペリーのレガシー」*BRAIN and NERVE*, 70, 1051–1057, 2018.
・Brown, T. G. et al. “On the instability of a cortical point”, *Proceedings of the Royal Society of London*, B, 85, 250–277, 1912.
・Calvert, G. A. et al. “Activation of auditory cortex during silent lipreading”, *Science*, 276, 593–596, 1997.
・Lashley, K. S. “Temporal variation in the function of the gyrus precentralis in primates”, *American Journal of Physiology*, 65, 585–602, 1923.
・von Melchner, L. et al. “Visual behaviour mediated by retinal projections directed to the auditory pathway”, *Nature*, 404, 871–876, 2000.

・Nummenmaa, L. et al. "Emotional speech synchronizes brains across listeners and engages large-scale dynamic brain networks", *Neuroimage*, 102, 498–509, 2014.
・O'Keefe, J. and Nadel, L. "The Hippocampus as a Cognitive Map", Clarendon Press, 1978.
・Osako, Y. et al. "Contribution of non-sensory neurons in visual cortical areas to visually guided decisions in the rat", *Current Biology*, 31, 2757–2769, 2021.
・Raichle, M. E. "Two views of brain function", *Trends in Cognitive Sciences*, 14, 180–190, 2010.
・Sakurai, Y. and Wenk, G. L. "The interaction of acetylcholinergic and serotonergic neural systems on performance in a continuous non-matching to sample task", *Brain Research*, 519, 118–121, 1990.
・Sakurai, Y. et al. "Multipotentiality of the brain to be revisited repeatedly" In: "The Physics of the Mind and Brain disorders", Springer, pp. 513–525, 2018.
・Sharma, J. et al. "Induction of visual orientation modules in auditory cortex", *Nature*, 404, 841–847, 2000.

櫻井芳雄

1953年生まれ．京都大学大学院文学研究科博士課程中退．広島大学助手，富山医科薬科大学助教授，京都大学霊長類研究所助教授，生理学研究所客員助教授，京都大学大学院文学研究科教授，同志社大学大学院脳科学研究科教授などを経て，
現在—京都大学名誉教授，同志社大学嘱託研究員，医学博士
専門—行動神経科学，実験心理学
著書—『脳と機械をつないでみたら』『ニューロンから心をさぐる』(岩波書店)，『脳の情報表現を見る』(京都大学学術出版会)，『考える細胞ニューロン』(講談社選書メチエ)，共著書に『良心学入門』『良心から科学を考える』(岩波書店)，『記憶と脳』(サイエンス社)ほか

まちがえる脳　岩波新書(新赤版)1972

2023年4月20日　第1刷発行
2023年8月4日　第2刷発行

著　者　櫻井芳雄《さくらいよしお》

発行者　坂本政謙

発行所　株式会社 岩波書店
〒101-8002 東京都千代田区一ツ橋2-5-5
案内 03-5210-4000　営業部 03-5210-4111
https://www.iwanami.co.jp/

新書編集部 03-5210-4054
https://www.iwanami.co.jp/sin/

印刷・理想社　カバー・半七印刷　製本・中永製本

ISBN 978-4-00-431972-6　Printed in Japan

岩波新書新赤版一〇〇〇点に際して

ひとつの時代が終わったと言われて久しい。だが、その先にいかなる時代を展望するのか、私たちはその輪郭すら描きえていない。二〇世紀から持ち越した課題の多くは、未だ解決の緒を見つけることのできないままであり、二一世紀が新たに招きよせた問題も少なくない。グローバル資本主義の浸透、憎悪の連鎖、暴力の応酬——世界は混沌として深い不安の只中にある。

現代社会においては変化が常態となり、速さと新しさに絶対的な価値が与えられた。消費社会の深化と情報技術の革命は、種々の境界を無くし、人々の生活やコミュニケーションの様式を根底から変容させてきた。ライフスタイルは多様化し、一面では個人の生き方をそれぞれが選びとる時代が始まっている。同時に、新たな格差が生まれ、様々な次元での亀裂や分断が深まっている。社会や歴史に対する意識が揺らぎ、普遍的な理念に対する根本的な懐疑や、現実を変えることへの無力感がひそかに根を張りつつある。そして生きることに誰もが困難を覚える時代が到来している。

しかし、日常生活のそれぞれの場で、自由と民主主義を獲得し実践することを通じて、私たち自身がそうした閉塞を乗り超え、希望の時代の幕開けを告げてゆくことは不可能ではあるまい。そのために、いま求められていること——それは、個と個の間で開かれた対話を積み重ねながら、人間らしく生きることの条件について一人ひとりが粘り強く思考することではないか。その営みの糧となるものが、教養に外ならないと私たちは考える。歴史とは何か、よく生きるとはいかなることか、世界そして人間はどこへ向かうべきなのか——こうした根源的な問いとの格闘が、文化と知の厚みを作り出し、個人と社会を支える基盤としての教養となった。まさにそのような教養への道案内こそ、岩波新書が創刊以来、追求してきたことである。

岩波新書は、日中戦争下の一九三八年一一月に赤版として創刊された。創刊の辞は、道義の精神に則らない日本の行動を憂慮し、批判的精神と良心的行動の欠如を戒めつつ、現代人の現代的教養を刊行の目的とする、と謳っている。以後、青版、黄版、新赤版と装いを改めながら、合計二五〇〇点余りを世に問うてきた。そして、いままた新赤版が一〇〇〇点を迎えたのを機に、人間の理性と良心への信頼を再確認し、それに裏打ちされた文化を培っていく決意を込めて、新しい装丁のもとに再出発したいと思う。一冊一冊から吹き出す新風が一人でも多くの読者の許に届くこと、そして希望ある時代への想像力を豊かにかき立てることを切に願う。

（二〇〇六年四月）

自然科学

環境・地球

情報・メディア

岩波新書より

言語

英語独習法	今井むつみ
『広辞苑』をよむ	今野真二
60歳からの外国語修行 メキシコに学ぶ	青山南
やさしい日本語	庵功雄
世界の名前	岩波書店辞典編集部 編
英語学習は早いほど良いのか	バトラー後藤裕子
ものの言いかた西東	小林隆 澤村美幸
日本語スケッチ帳	田中章夫
日本語の考古学	今野真二
辞書の仕事◆	増井元
実践 日本人の英語	マーク・ピーターセン
ことばの力学	白井恭弘
百年前の日本語◆	今野真二
女ことばと日本語	中村桃子
テレビの日本語	加藤昌男
日本語雑記帳	田中章夫
英語で話すヒント◆	小松達也
仏教漢語50話	興膳宏
語感トレーニング	中村明
曲り角の日本語	水谷静夫
日本語の古典	山口仲美
ことばと思考	今井むつみ
漢文と東アジア	金文京
外国語学習の科学	白井恭弘
日本語の源流を求めて	大野晋
英文の読み方	行方昭夫
ことば遊びの楽しみ	阿刀田高
日本語の歴史	山口仲美
日本の漢字	笹原宏之
ことばの由来	堀井令以知
コミュニケーション力	齋藤孝
漢字と中国人	大島正二
日本語の教室	大野晋
伝わる英語表現法	長部三郎
日本人はなぜ英語ができないか	鈴木孝夫
心にとどく英語	マーク・ピーターセン
日本語練習帳	大野晋
翻訳と日本の近代	丸山真男 加藤周一
日本語ウォッチング	井上史雄
教養としての言語学	鈴木孝夫
日本語の起源〔新版〕	大野晋
日本人の英語 続	マーク・ピーターセン
日本語と外国語	鈴木孝夫
日本人の英語	マーク・ピーターセン
日本語〔新版〕上・下	金田一春彦
ことばの道草	岩波書店辞典編集部 編
日本語の構造	中島文雄
ことばとイメージ	川本茂雄
外国語上達法	千野栄一
記号論への招待	池上嘉彦
翻訳語成立事情	柳父章
ことばと国家	田中克彦
日本語の文法を考える	大野晋
ヨーロッパの言語	泉井久之助

(2021.10)　◆は品切，電子書籍版あり．(K1)

岩波新書より

哲学・思想

死者と霊性　末木文美士編
道教思想10講　神塚淑子
マックス・ヴェーバー　今野元
新実存主義　マルクス・ガブリエル　廣瀬覚訳
日本思想史　末木文美士
ミシェル・フーコー　慎改康之
ヴァルター・ベンヤミン　柿木伸之
モンテーニュ 人生を旅するための7章　宮下志朗
マキァヴェッリ　鹿子生浩輝
世界史の実験　柄谷行人
ルイ・アルチュセール　市田良彦
異端の時代　森本あんり
ジョン・ロック　加藤節
インド哲学10講　赤松明彦
マルクス 資本論の哲学　熊野純彦
日本文化をよむ 5つのキーワード　藤田正勝

中国近代の思想文化史　坂元ひろ子
憲法の無意識　柄谷行人
ホッブズ リヴァイアサンの哲学者　田中浩
プラトンとの哲学 対話篇をよむ　納富信留
〈運ぶヒト〉の人類学　川田順造
哲学の使い方　鷲田清一
ヘーゲルとその時代　権左武志
人類哲学序説　梅原猛
加藤周一　海老坂武
哲学のヒント　藤田正勝
空海と日本思想◆　篠原資明
論語入門　井波律子
トクヴィル 現代へのまなざし　富永茂樹
和辻哲郎　熊野純彦
現代思想の断層　徳永恂
宮本武蔵　魚住孝至
西田幾多郎　藤田正勝
丸山眞男　苅部直

西洋哲学史 近代から現代へ　熊野純彦
西洋哲学史 古代から中世へ　熊野純彦
世界共和国へ　柄谷行人
悪について　中島義道
神、この人間的なもの◆　なだいなだ
偶然性と運命　木田元
近代の労働観　今村仁司
プラトンの哲学　藤沢令夫
術語集 II　中村雄二郎
マックス・ヴェーバー入門　山之内靖
ハイデガーの思想　木田元
臨床の知とは何か　中村雄二郎
新哲学入門　廣松渉
「文明論之概略」を読む 上・中・下　丸山真男
術語集　中村雄二郎
死の思索　松浪信三郎
戦後思想を考える◆　日高六郎
イスラーム哲学の原像　井筒俊彦

芸術

水墨画入門　島尾　新
酒井抱一　俳諧と絵画の織りなす抒情　井田太郎
平成の藝談　歌舞伎の真髄にふれる　犬丸　治
K-POP　新感覚のメディア　金　成玟
ベラスケス　宮廷のなかの革命者　大髙保二郎
ヴェネツィア　美の都の一千年　宮下規久朗
丹下健三　戦後日本の構想者　豊川斎赫
学校で教えてくれない音楽　◆大友良英
中国絵画入門　宇佐美文理
瞽女うた　ジェラルド・グローマー
東北を聴く　佐々木幹郎
黙示録　岡田温司
ボブ・ディラン　ロックの精霊　湯浅　学
仏像の顔　清水眞澄
ヘタウマ文化論　山藤章二

小さな建築　隈　研吾
デスマスク　岡田温司
コルトレーン　ジャズの殉教者　藤岡靖洋
雅楽を聴く　寺内直子
歌謡曲　高　護
琵琶法師　兵藤裕己
歌舞伎の愉しみ方　山川静夫
自然な建築　隈　研吾
肖像写真　多木浩二
東京遺産　森まゆみ
絵のある人生　安野光雅
日本の色を染める　吉岡幸雄
プラハを歩く　田中充子
コーラスは楽しい　関屋　晋
日本絵画のあそび　榊原　悟
ぼくのマンガ人生　手塚治虫
日本の近代建築　上・下　藤森照信
ゲルニカ物語　荒井信一
千利休　無言の前衛　赤瀬川原平

やきもの文化史　三杉隆敏
色彩の科学　金子隆芳
歌右衛門の六十年　中村歌右衛門　山川静夫
フルトヴェングラー　脇　圭平　芦津丈夫
楽譜の風景　岩城宏之
明治大正の民衆娯楽　倉田喜弘
茶の文化史　村井康彦
日本の耳　小倉　朗
日本の子どもの歌　園部三郎　山住正己
二十世紀の音楽　吉田秀和
水墨画　矢代幸雄
絵を描く子供たち　北川民次
名画を見る眼　正・続　高階秀爾
ギリシアの美術　澤柳大五郎
音楽の基礎　芥川也寸志
日本刀　本間順治
日本美の再発見〔増補改訂版〕　ブルーノ・タウト　篠田英雄訳
ミケルアンジェロ　羽仁五郎

岩波新書より

社会

- ジョブ型雇用社会とは何か　濱口桂一郎
- 法医学者の使命 「人の死を生かす」ために　吉田謙一
- 異文化コミュニケーション学　鳥飼玖美子
- モダン語の世界へ　山室信一
- 時代を撃つ ノンフィクション100　佐高信
- 労働組合とは何か　木下武男
- プライバシーという権利　宮下紘
- 地域衰退　宮崎雅人
- 江戸問答　田中優子・松岡正剛
- 広島平和記念資料館は問いかける　志賀賢治
- コロナ後の世界を生きる　村上陽一郎編
- リスクの正体　神里達博
- 紫外線の社会史　金凡性
- 「勤労青年」の教養文化史　福間良明
- 5G 次世代移動通信規格の可能性　森川博之
- 客室乗務員の誕生　山口誠
- 「孤独な育児」のない社会へ　榊原智子
- 放送の自由　川端和治
- 社会保障再考 〈地域〉で支える　菊池馨実
- 生きのびるマンション　山岡淳一郎
- 虐待死 なぜ起きるのか、どう防ぐか　川崎二三彦
- 平成時代　吉見俊哉
- バブル経済事件の深層　奥山俊宏・村山治
- 日本をどのような国にするか　丹羽宇一郎
- なぜ働き続けられない？ 社会と自分の力学　鹿嶋敬
- 物流危機は終わらない　首藤若菜
- 認知症フレンドリー社会　徳田雄人
- アナキズム 一丸となってバラバラに生きろ　栗原康
- まちづくり都市 金沢　山出保
- 総介護社会　小竹雅子
- 賢い患者　山口育子
- 住まいで「老活」　安楽玲子
- 現代社会はどこに向かうか　見田宗介
- EVと自動運転 クルマをどう変えるか　鶴原吉郎
- ルポ 保育格差　小林美希
- 棋士とAI　王銘琬
- 科学者と軍事研究　池内了
- 原子力規制委員会　新藤宗幸
- 東電原発裁判　添田孝史
- 日本問答　田中優子・松岡正剛
- 日本の無戸籍者　井戸まさえ
- 〈ひとり死〉時代のお葬式とお墓　小谷みどり
- 町を住みこなす　大月敏雄
- 歩く、見る、聞く 人びとの自然再生　宮内泰介
- 対話する社会へ　暉峻淑子
- 悩みいろいろ　金子勝
- 魚と日本人 食と職の経済学　濱田武士
- ルポ 貧困女子　飯島裕子

岩波新書/最新刊から

1919 シリーズ 歴史総合を学ぶ③
世界史とは何か
—「歴史実践」のために—
小川幸司 著
講座『世界歴史』編集委員も務める世界史教員の著者による、世界史を引き受け自分を磨く、シリーズ「最終講義」を贈る。

1976 カラー版 名画を見る眼Ⅰ
—油彩画誕生からマネまで—
高階秀爾 著
西洋美術史入門の大定番。レオナルド、フェルメール、ゴヤなど、絵画を楽しむための基礎を示し、読むたびに新しい発見をもたらす。

1977 カラー版 名画を見る眼Ⅱ
—印象派からピカソまで—
高階秀爾 著
モネ、ゴッホ、マティス……、近代絵画は短い間に急激に変化を遂げた。名画の魅力を論じながら、その歴史に迫る西洋美術史入門。

1978 読み書きの日本史
八鍬友広 著
古代における漢字の受容から、往来物による学び、近世の文字文化、近代学校の成立まで。リテラシーの社会的意味を広くとらえる通史。

1979 医療と介護の法律入門
児玉安司 著
医療安全、医療のキーパーソンと後見人制度、医療データの利活用、人生最終段階の医療などの法制度を国内外の例とともに語る。

1980 新・金融政策入門
湯本雅士 著
基礎編では金融政策とは何かを解説し、政策編では中央銀行の政策運営を吟味する。初学者から今後の日本経済を占う実務家まで必見。

1981 女性不況サバイバル
竹信三恵子 著
コロナ禍の下、女性たちの雇用危機はいかに蔑ろにされたか。日本社会の「六つの仕掛け」を洗い出し、当事者たちの闘いをたどる。

1982 パリの音楽サロン
—ベルエポックから狂乱の時代まで—
青柳いづみこ 著
サロンはジャンルを超えた若い芸術家たちが才能を響かせ合い、新しい芸術を作る舞台だった。パリの芸術家たちの交流を描く。

(2023.8)